ABHANDLUNGEN
AUS DEM GEBIETE DER
SEXUALFORSCHUNG

Herausgegeben im Auftrage der

Gesellschaft für Sexualforschung von

Redigiert von Dr. MAX MARCUSE, Berlin

Band I

Jahrgang 1918/19

A. MARCUS & E. WEBERS VERLAG, BONN

Otto Wigand'sche Buchdruckerei G. m. b. H., Leipzig.

Inhalt.

Wandlungen des Fortpflanzungs-Gedankens und -Willens

Von

Dr. Max Marcuse
in Berlin

Bonn 1918
A. Marcus & E. Webers Verlag (Dr. jur. Albert Ahn)

Druck: Otto Wigand'sche Buchdruckerei G. m. b. H., Leipzig.

Vorbemerkung.

Die vorliegende Abhandlung will nur eine Skizze entwerfen, nur den rechten Standpunkt gewinnen helfen, von dem aus die „Höhenlinie der Entwicklung“ überblickt werden kann. Sie will nicht etwa die Wandlungen des Fortpflanzungs-Gedankens und -Willens über die verschiedenen Zeiten und Völker hinweg in alle Verästelungen, Rückschläge und Unterströmungen verfolgen, sondern nur Richtung und Ziel erkennen lehren, und zwar wesentlich innerhalb der europäischen Kultursphäre. Noch mancherlei des Unerforschten birgt die Vergangenheit. Aber fast ganz im Dunkeln liegt die Zukunft. Nur Prophetengabe vermöchte sie zu erhellen. Wissenschaftliche Erkenntnis, einzige Methode und Aufgabe dieser Arbeit, kann nur eben den Kampf selbst noch erfassen, in dem Trieb und Bewußtheit widereinander streiten und der Sieg dieser über jenen freilich schon entschieden ist; aber welcher Geist aus den Trümmern nach dem jetzigen Weltkrieg sich erheben und über den Fortpflanzungs-Gedanken und -Willen der Menschen die Herrschaft gewinnen wird, — liegt jenseits ihrer.

Berlin, Juni 1918.

Max Marcuse.

I.

Buddha ward — nach einer siamesischen Sage — von der Jungfrau Maya empfangen, als sie von einem fünffarbigen Sonnenstrahl geküßt wurde, und Zarathustra wurde erzeugt, indem Dogdo, die Jungfrau, von dem himmlischen Jüngling träumte. Nach der persischen Religion war Mithras einer Jungfrau Sohn und starb für die Sünden der Menschen am Kreuze. Die Tungusen lassen ihre Nationalhelden von unberührten Mädchen geboren werden, denen im Schlaf ein Sonnenstrahl in den Busen sich senkte. Im Reiche der Inkas war Glaube, daß Sonnenjungfrauen im Traume von der Sonne befruchtet werden. Zeus ward von der Jungfrau Najs, Hephaistos von der jungfräulichen Hera durch einen Windhauch empfangen, und der finnische Held Wäinämöien war einer Jungfrau und eines Sturmwinds Frucht. Marias unbefleckte Empfängnis ist des Christentums heiligste Lehre und ward für die Kulturmenschheit des Abendlandes zum allerstärksten seelischen Erlebnis. Nur die Ehrfurcht wohl vor diesem Wunderbaren ist der Grund dafür, daß Dalla-Torre[1]) in seiner Reihe „jungfräulicher Mütter" die Geburt Christi mitzunennen sich scheut, wenn auch seine Zusammenstellung freilich nur dartun soll, wie eine Art Ahnung von der Möglichkeit ungeschlechtlicher Zeugung schon den ältesten Völkern aufgegangen sein müsse, da in ihren Mythen die Parthenogenesis, die erst Jahrtausende später die Wissenschaft als wirkliches Vorkommnis — zwar nur im Tierreich — erkannt hat, eine so wesentliche Bedeutung gewonnen habe. Dalla-Torre erinnert auch an den in allen Kulturkreisen anzutreffenden Volksglauben an eine übernatürliche Befruchtung der Jungfrauen durch Baden in heiligen Wassern, durch Essen wunderwirkender Früchte, durch Riechen an zauberkräftigen Blumen u. dgl. mehr[2]). Des wahren Zusammenhanges all dieser gläubigen und abergläubischen Vorstellungen ist aber Dalla-Torre sich offenbar durchaus nicht bewußt, und ihre Psychogenese scheint ihm gänzlich unbekannt geblieben zu sein. Haben sie doch überhaupt keinerlei Beziehungen zu

---

[1]) Parthenogenesis im Tierreiche. Arch. f. Sexualforschg. I. 1.

[2]) Über die Geburt (sowie Schwangerschaft und Wochenbett) im deutschen Volksaberglauben, s. namentl. bei Wuttke: Deutscher Volksaberglaube. Berlin 1900.

dem biologischen Phänomen der Parthenogenesis und einem ahnenden Wissen davon. Sie leiten sich gerade umgekehrt aus der vollständigen Unkenntnis der Zeugungsvorgänge und der Entstehung fast alles Lebendigen her und weisen in die ersten Kindheitszeiten des Menschengeschlechtes zurück, für die noch vielfach primitive Völker der Gegenwart beredtes Zeugnis ablegen — des Inhalts, daß die ursächliche Bedeutung der Kohabitation für die Befruchtung und Mutterwerdung des Weibes weder gewußt noch geglaubt wird. Anzunehmen, daß der Mensch diesen Zusammenhang von jeher gekannt habe, ist eine der unüberlegtesten Vorstellungen. „Wie sollte wohl" — fragt v. Reitzenstein[3]) mit Recht — „der primitive Mensch, der ein schwangeres Weib sah (und dieser Zustand fiel ihm doch sicher erst in vorgerücktem Stadium auf), darauf schließen, daß eine Beiwohnung, die etwa 5 Monate vorher erfolgt war, die Ursache davon sei. Kein ununterbrochenes Charakteristikum verbindet die beiden Momente während dieser langen Zeit, und primitive Menschen denken bekanntlich kaum von heute auf morgen und bringen stets wohl räumlich Nebeneinanderliegendes, aber nicht zeitlich Aufeinanderfolgendes in Kausalzusammenhang." Dann fehlte ihnen auch die Probe, weil ihnen das Jungfrauentum fehlte. Kurz: — alle Ethnologen, Soziologen und Prähistoriker zweifeln kaum noch daran, daß es eine Zeit gegeben haben muß, zu der „die Menschen (oder Vormenschen) so wenig wie die Tiere den Zusammenhang zwischen Begattung und Geburt erfaßt hatten" (Müller-Lyer[4])), und Klaatsch[5]) betont mit gutem Grunde, daß unbegreiflich wie der Tod dem Primitiven auch die Entstehung des Menschen ist. Der Seelenwanderungs- und der Unsterblichkeitsglaube haben hier ihre Wurzeln, denen auch die anscheinend so rätselhafte Erscheinung des Totemismus entstammt. Das Totemtier befruchtet die Frau, und die Fabel vom Storch leitet von daher ihren Ursprung. Das Wort für Koitus aber ist in der Sprache der primitiven Stämme Australiens noch heute dasselbe wie für Spielen, und daß diesem „Spiel" triebhafter Geschlechtsbefriedigung der Ernst eines neuen Menschenlebens — innerlich bedingt — folgen könne, — dies Bewußtsein fehlt nach den übereinstimmenden Bekundungen von Roth[6]), Spencer[7]), Gillen[8]), Strehlow[9]) u. a. jenen Primitiven der Gegenwart ebenso, wie es denjenigen der Urzeit gefehlt haben muß. Das hatte bereits Laist[10]) erkannt, und Westermarck[11]) spricht zutreffend von jener Vergangenheit, in der die Vaterschaft im physiologischen Sinne noch nicht begriffen war. Alles in allem: es muß erst die Erreichung einer gewissen Kulturphase

---

[3]) Der Kausalzusammenhang zwischen Geschlechtsverkehr und Empfängnis in Glaube und Brauch der Natur- und Kulturvölker. Zeitschr. f. Ethnol., 1909, Nr. 5; Storchenmärchen und Conceptio immaculata. Dok. d. Fortschr., 1910, März.

[4]) Phasen der Liebe. München 1913.

[5]) Die Anfänge von Kunst und Religion in der Urmenschheit. Leipzig 1913.

[6]) [7]) [8]) [9]) Zit. v. Reitzenstein, a. a. O.

[10]) Altarisches jus gentium. Jena 1899.

[11]) Geschichte der menschlichen Ehe. Berlin 1902.

vorausgesetzt werden, ehe überhaupt der väterliche Anteil und die Urheberschaft der Beiwohnung an der Entstehung des Kindes erkannt werden konnte. Überdies vermochte, beiläufig bemerkt, diese Einsicht nur sehr allmählich durchzudringen, wohl auf dem Umwege über die Beobachtung an den Haustieren, und erst nachdem der Geschlechtsverkehr und die Schwängerung des Weibes allgemein nicht mehr in so jugendlichem Alter erfolgte, daß die Menstruation — wie das für die anfänglichen Zeiten angenommen werden muß — eine kaum bekannte Erscheinung war, daß also ihr Ausbleiben als das Zeichen einer stattgefundenen Befruchtung bemerkt werden konnte. — Es ist also nicht ohne eine besondere Erläuterung richtig zu verstehen, wenn Kafemann[12]) behauptet, das mache den Menschen zum Menschen, daß er allein die Kausalverknüpfung zwischen Zeugung und Begattung klar erkannt habe. Dieser Auffassung ist insofern beizupflichten, als dem primitiven Menschen noch das Wesen des „Menschseins" aberkannt werden müßte und seine wirkliche, d. h. geistige Menschwerdung erst von jenem späteren Entwicklungsstadium ab datiert werden dürfte.

Das älteste Zeugnis für die erwachte Erkenntnis des ursächlichen Zusammenhanges zwischen Beischlaf und Zeugung ist der Phalluskult, dessen Ursprung, Entwicklung und Bedeutung im einzelnen noch Problem ist, trotz der so ertragreichen Bemühungen von Krauß[13]) und Reiskel[14]) um seine Erhellung; aber als Ausdruck einer kultischen Verehrung des Fruchtbarkeitsprinzips, als welcher er überall und zu allen Zeiten bei jeder primitiven Menschengruppe bestanden zu haben scheint, beweist er durch die Art seines Symbols mit großer Deutlichkeit die bereits erworbene Kenntnis der biologischen Folgen der Kohabitation, insbesondere des männlichen Anteils an ihnen, und muß somit — in anderem Sinne als z. B. auch Achelis[15]) dies meinte — nicht am Anfang einer Entwicklung, sondern am Ende stehen.

Diese flüchtigen Erinnerungen an das Gefühls- und Vorstellungsleben unserer primitiven Vorfahren[16]) und der ihrer Psyche noch nahverwandten Kindheitsvölker der Gegenwart sollen dartun, daß ebensowenig ein aus dem Bewußtsein der Blutbeziehungen zwischen Erzeuger und Kind erwachsenes Vaterempfinden wie (für beide Geschlechter) eine triebhafte oder auch nur gefühlsmäßige Verknüpfung des Geschlechtsverkehrs mit dem Gedanken an die Fortpflanzung dem Menschengeschlecht von Natur aus eingeboren ist, beide Erscheinungen vielmehr Kulturprodukte verhältnismäßig jungen Datums darstellen müssen und nicht gar zu tief und fest in der Menschenseele verwurzelt sein können. Sogar noch weit hinaus über die Zeit jener primitiven Unkenntnis des Zusammenhanges zwischen Bei-

---

[12]) Illusionen, Irrtümer, Fahrlässigkeiten im Liebesleben des Menschen. Berlin 1914.

[13]) [14]) Durch die Verdeutschung, Ergänzung und Erklärung des Dulaureschen Werkes über „Die Zeugung in Glauben, Sitten und Bräuchen der Völker". Leipzig 1909.

[15]) Über phallische Gebräuche und Kulte. Sexual-Probleme, 1909.

[16]) Siehe hierzu auch: Max Marcuse, Geschlechtstrieb und Liebe des Urmenschen. Sexual-Probleme, 1909, 10; und „Aus der Sexualökonomie der Urzeit". Die Umschau, 1909, 47.

schlaf und Zeugung reicht im Leben der Völker die Trennung beider für das Gefühl, und die Gleichgültigkeit gegen die Tatsache der Erzeugerschaft, wie sie in großer Verbreitung und mannigfaltiger Gestalt Völkerkunde und Kulturgeschichte kennen lehren und — um nur an ein Beispiel zu erinnern — wie sie auch in der Leviratsehe der Juden, wenigstens andeutungsweise zum Ausdruck kommt, bezeugt, daß als etwas Eigenes die sexuelle Vereinigung, als etwas Eigenes die Erweckung von Nachkommenschaft empfunden wurde.

Die Zusammenhänge sind also nicht ganz richtig gesehen, wenn von einer Loslösung des Geschlechtsaktes von der Fortpflanzung als einer, sei es degenerativen, sei es die Vervollkommnung fördernden Erscheinung der Kultur, womöglich gar der modernen Kultur gesprochen wird, die eine vollständige Abkehr von den natürlichen und ursprünglichen Bedingungen bedeute. Die Wandlung, die sich vollzogen hat, ist vielmehr anders zu verstehen, und wird noch später verdeutlicht werden; zunächst knüpft der Versuch, sie richtig zu begreifen, an die Frage an, ob der Weitergabe des Lebens überhaupt ein Trieb in psychophysischem Sinne zugrunde liegt.

Mit anderen Worten: kann man wie unzweifelhaft von einem Begattungs- auch von einem Gattungs-Trieb sprechen, und ist die Unterscheidung namentlich einer naturalistischen Psychologie zwischen Selbsterhaltungs- und Arterhaltungs-Trieben als den Grundlagen sowohl für das tierische Leben wie auch für das Wesen der menschlichen Persönlichkeit zutreffend? Daß diese Auffassung, soweit sie das Seelenleben des Menschen nur als „eine gewissermaßen mechanische Auswirkung bloßer Triebe“ versteht, eine Vergewaltigung der seelischen Wirklichkeit bedeutet, hat in einer kritischen Auseinandersetzung mit der Freudschen Theorie jüngst H. v. Müller[17]) betont. Damit wird aber selbstverständlich die Frage nicht betroffen, ob ein Arterhaltungstrieb oder, unmittelbarer ausgedrückt, ein Fortpflanzungstrieb überhaupt dem Menschen eigen und in dem Sexualtrieb enthalten oder gar mit ihm identisch ist — eine Frage, die eine ganze Reihe metaphysischer Probleme, die Rosenthal[18]) gut verdeutlicht und einsichtig behandelt hat, in sich birgt, an dieser Stelle aber nur naturwissenschaftlich und soziologisch zu betrachten und dann schlechthin zu verneinen ist[19]). Zeugung und Empfängnis sind nichts als die — unter bestimmten Voraussetzungen: regelmäßige — Wirkung der Kohabitation; diese allein ist Ziel eines

[17]) Psychoanalyse und Pädagogik. Leipzig 1918.

[18]) Der Gattungstrieb, insbesondere der Gattungswille in der Philosophie Schopenhauers. Zeitschr. f. Sozialwissensch., 12, 1909. — S. auch von demselben Autor: Die Regulatoren der menschlichen Fortpflanzung. Zeitschr. f. Sexualwissensch., 1917, IV, 4 u. 5.

[19]) In diesem Sinne hat auch W. Schallmayer die in der 1. Aufl. seines Buches über „Vererbung und Auslese“ vertretene Auffassung von der Existenz eines „Fortpflanzungstriebes“ später berichtigt: siehe die 2. Aufl. des zitierten Werkes und die noch vordem erschienene Arbeit: Generative Ethik — im Arch. f. Rassen- u. Gesellschaftsbiol., 1909. — Begriffliche und sachliche Unklarheit verrät die These von Ploß, die er an den Beginn seines Werkes vom Kinde (3. Aufl., Leipzig 1911) setzt: „Der Wunsch nach Kindern wurzelt ..... im Selbsterhaltungstrieb des Menschengeschlechtes.“

Triebes, jene hingegen können gewollt und ersehnt werden — „Zweck" sein. Zweck — wohlverstanden! —, den der Mensch, nicht die Natur mit der sexuellen Vereinigung der Geschlechter erstrebt. „Die Natur handelt nicht nach Zwecken, sondern nur nach Ursachen. Der Natur Zwecke andichten, ist kindischer Anthropomorphismus", sagt B. Stern in seiner Einleitung zu Spinozas „Ethik"[20]). Die Befangenheit und Gedankenlosigkeit, die nicht zwischen physiologischen Folgen und natürlichen Zwecken zu unterscheiden weiß und diese zu sehen vermeint, wo in Wirklichkeit jene sich einzustellen pflegen — sie haben zu der Annahme eines Fortpflanzungstriebes — nach Nietzsche[21]) einer „reinen Mythologie" — geführt und zu der vollends unüberlegten Behauptung Topps[22]) von einer „Entartung" des gesunden natürlichen Fortpflanzungstriebes zum Geschlechtstrieb. In der Urzeit der Menschheitsgeschichte habe der Mensch nur einen Fortpflanzungstrieb gekannt und befriedigt, und der Geschlechtstrieb habe sich allmählich und in einem späteren Stadium der Entwicklungsgeschichte des Menschen aus dem Fortpflanzungstriebe, und zwar als Entartung dieses letzteren entwickelt. Dieser vermeintliche Umwandlungsprozeß eines „natürlichen" Fortpflanzungstriebes zu einem „unnatürlichen" Geschlechtstrieb habe zu dem nur dem Menschen eigentümlichen „Geschlechtsverkehr" geführt[23]) — nach der Auffassung Landmanns[24]) „als äußerer

[20]) Reclam, Leipzig 1887. — Vgl. auch Max Marcuse „Der Zweck heiligt die Mittel" die grundsätzlichen einleitenden Bemerkungen. Sexual-Probleme, 1910, 4.

[21]) Morgenröte.

[22]) Allgem. med. Zentralzeitg., 1906, 10.

[23]) Sehr vielfach besteht die Neigung, zwar nicht dem Manne, aber der Frau einen Fortpflanzungstrieb zuzuerkennen und von einem „Mutterschaftstrieb" zu sprechen. (Vgl. z. B. L. Fraenkel in Liepmanns „Kurzgefaßtem Handbuch der gesamten Frauenheilkunde". 3. Bd. Leipzig 1914.) Neuerdings tut das auch H. Kisch wieder (Zeitschr. f. Sexualwissensch., 1918, Febr./März), wenn ich ihn recht verstehe, aber nur im Hinblick auf die Frau „im ehelichen Leben"!! Mit schärferer Ironie könnte die Annahme eines Mutterschaftstriebes gar nicht ad absurdum geführt werden. Damit soll nicht geleugnet oder auch nur in Zweifel gezogen werden, daß der Wunsch nach Kindern für das normale Weib die Regel ist und bei ihm weit tiefer wurzelt und viel stärker ist als beim Manne, und daß Kinderlosigkeit von der Frau außerordentlich schwerer empfunden zu werden pflegt, als vom Mann. In seiner Untersuchung über „Sexualität und Charakter" (Sexual-Probleme, 1914, 2—4) schreibt Moll zutreffend: „Man hat vielfach die Frage erörtert, wonach sich die Frau sehnt, ob nach dem Manne oder dem Kinde. Es kann nicht bestritten werden, daß ein großer Prozentsatz weiblicher Personen seelisch unter dem Fehlen der Nachkommenschaft schwer leidet. Ich habe erwachsene Mädchen kennen gelernt, die mir erklärten, wenn sie ein Kind hätten, und sei es auch nur ein uneheliches, so wären sie glücklich. Berücksichtigen wir, daß beim Beginne der Mutterschutzbewegung solche Anschauungen über das Recht auf Mutterschaft gar nicht so selten ausgesprochen wurden, so werden wir erkennen, wie wichtig für die Befriedigung des Seelenlebens des Weibes die Nachkommenschaft ist. Manches Weib betrachtet die Kinderlosigkeit als eine Nichterfüllung seiner Lebensaufgabe. Und viel stärker als von der Sehnsucht nach Befriedigung des physischen Triebes wird manches Weib von dem Wunsche nach Nachkommenschaft beherrscht." In Übereinstimmung damit stehen meine persönlichen Erfahrungen, daß einer sehr großen Zahl mit einer Geschlechtskrankheit angesteckter Mädchen der allerverschiedensten Stände die größte Sorge der Gedanke bereitet, ob sie „später auch noch Kinder bekommen" können. Trotz alledem kann aber auch im Hinblick auf das weibliche Geschlecht von einem Fortpflanzungstrieb nicht die Rede sein. Was man — mit ganz fehlgehendem Ausdruck — als „Mutterschaftstrieb" bezeichnen will, für den ein Analogon beim Manne vermißt werde, — das ist das Bedürfnis, die Sehnsucht des Weibes, ein Individuum ganz zu eigen zu

Ausdruck der Tatsache, daß auf dem Gebiete der Fortpflanzung unter dem Einfluß der Kultur der Instinkt seine Rolle ausgespielt hatte". Der „Instinkt" — eine zweite Gefahr für die unbefangene Einsicht in die Zusammenhänge ist von jeher von diesem Worte und Begriffe ausgegangen, und schon vor bald 20 Jahren hat Moll[25]) sich der Mühe unterzogen, die Bedeutung des Instinktes für den Sexualtrieb und die Fortpflanzung zu klären, indem er Geschlechtstrieb als die subjektive, Fortpflanzungsinstinkt als die objektive Seite desselben Vorganges — nämlich des Antriebes zur Begattung — aufdeckte[26]). Ich bin nicht der Meinung, daß für die abendländische Kulturmenschheit von einem anderen als metaphysisch-teleologischen Blickpunkt aus auch nur ein Fortpflanzungsinstinkt — von Fortpflanzungstrieb also gar nicht weiter zu reden — allgemein entdeckt werden kann, wogegen mir für die Annahme, daß ursprünglich der Geschlechtstrieb in der Tat von einem Fortpflanzungsinstinkt maßgeblich gestaltet und geleitet wurde, Beobachtungen bei unseren tierischen Aszendenten, unter denen, insbesondere wenn nicht domestiziert, noch ein „natürliches" Sexualleben herrscht, als Belege erscheinen. Aus den Verhältnissen bei den Säugetieren der gemäßigten Zone hat Landmann[27]) folgende 5 „Grundegesetze" abgeleitet:

1. Der Beginn der Fortpflanzungsfähigkeit und des geschlechtlichen Empfindens fällt mit dem vollendeten Körperwachstum zusammen; 2. der Zeitpunkt der Paarung (Brunst) wird rückwirkend bestimmt von der für die Geburt günstigsten Jahreszeit; 3. die Geburt erfolgt stets zu derjenigen Jahreszeit, die für Mutter und Kind die besten Ernährungsmöglichkeiten bietet; 4. nach der Empfängnis verschwindet das geschlechtliche Verlangen des Weibes und hört die Absonderung von Brunstgeruch auf, entfällt damit auch für den Mann der Anreiz zur Begattung; 5. solange das Junge der Ernährung durch die Mutter bedarf, schweigt bei ihr der Geschlechtstrieb.

Phylogenetische, anthropologische und soziologische Tatsachen sprechen dafür, daß diese Beziehungen auch im wesentlichen bei unseren ältesten menschlichen Vorfahren bestanden, und es darf namentlich wohl als sicher angenommen werden, daß ihre Paarung an kurz begrenzte Brunstperioden gebunden war. Landmann[28]) schildert in packender Anschaulichkeit eine solche Paarungsszene im Urwald, „wie sie sich ungemessene Zeiträume hindurch alljährlich in gleicher Weise abspielte und sich bis auf den heutigen Tag nicht geändert hätte, wenn nicht ein Ereignis eingetreten wäre, durch welches die Menschheitsentwicklung in ganz neue Bahnen

---

haben, es gleichzeitig zu beherrschen und zu liebkosen, kurz: nach dem „Bemuttern" (vgl. hierzu Max Marcuse: Vom Inzest. Halle a. S. 1915, S. 21). Psychologisch von wesentlich anderer Bedeutung und ohne inneren Zusammenhang mit dem eben erwähnten Komplex selbstverständlich ist die Überlegung und Einsicht des Weibes, daß sein Wert als Heiratsobjekt oder als Ehefrau durch Unfruchtbarkeit geschädigt werden könnte, — und eine aus dieser Befürchtung etwa sich ergebende Sorge um Erhaltung der Empfängnis- und Gebärfähigkeit.

[24]) Grundfragen der Lebensreform, 1. Bd., 1. Teil: Der Geschlechtsverkehr in der Schwangerschaft und seine Folgen für Mutter und Kind. Oranienburg 1916.

[25]) Untersuchungen über die Libido sexualis. 1. Teil. Berlin 1898.

[26]) Vgl. auch Schopenhauer, nach dem Mann und Weib zwar nur aus sexuellem Lusttrieb sich vereinigen, dabei aber doch dem in der ganzen Gattung herrschenden Willen zum Leben folgen, „der hier eine seinem Zwecke entsprechende Objektifikation seines Wesens antizipiert in dem Individuum, welches jene beiden zeugen können".

[27]) A. a. O. [28]) A. a. O.

gedrängt wurde". Es war die Eiszeit — richtiger: waren die Eiszeiten, die diese Wandlung bewirkten und im Zusammenhange damit eben die Befreiung des Sexualtriebes von der periodischen Brunst [29]). Er wurde dauerhafter, maßvoller und wählerischer — in annähernd gleichem Maß und Tempo, in denen die Verhirnung des Menschen sich vollzog. Diese bedingte und begleitete seinen Aufstieg aus der Tierähnlichkeit, indem sie die Vernunft schuf zur Verdrängung und Beherrschung der Instinkte und zur „Vermenschlichung" des Sexualverhältnisses der Geschlechter. Sie führte insbesondere auch zu einer Zweckbedachtheit des Fortpflanzungs-Instinktes, richtiger: sie entwickelte die Fortpflanzung aus Instinkt empor in eine solche aus Bewußtheit. Kinder wurden fortan gezeugt, nicht mehr nur weil die instinktive Betätigung des Geschlechtstriebes sie im Gefolge hatte, sondern auch, weil sie gewertet und gewollt wurden [30]).

[29]) Ob und inwieweit Reste dieses Brunstphänomens noch beim heutigen Menschen vorhanden sind, ist ein sexualwissenschaftliches Problem von großem Belang. Gegenüber denjenigen Forschern (Bloch, Ellis, Koßmann, Westermarck u. v. a.), die in der Menstruation des Weibes, in gewissen Rhythmen im Auftreten und Ablauf der sexuellen und generativen Funktionen, in den Frühjahrs- und Herbstfesten vieler primitiver Völkerschaften und anderen Erscheinungen mehr die Residuen der ursprünglichen Brunst und den Beweis für eine Sexualperiodizität auch des Kulturmenschen sehen, lehnt neuerdings Fürbringer (Monatsschr. f. Geburtsh. u. Gynäkol., 1918, 1), in diesem Zusammenhange freilich wesentlich für das weibliche Geschlecht, aber unter Bezugnahme auf seine früheren gleichsinnigen Arbeiten auch für das männliche Geschlecht, die Annahme einer sexuellen Periodizität, insbesondere der Libido, und der tierischen Brunst wesenähnlicher Vorgänge ab. Zu einer solchen Ablehnung gelangte jüngst auch Paul Gaedeken gegenüber den offenkundigen Zusammenhängen der Sexualverbrechen (und Konzeptionen) mit den Jahreszeiten, indem er sie auf den Einfluß der chemisch wirksamen Sonnenstrahlen zurückführt, dagegen „die früheren Erklärungsversuche wie ererbte Periodizität, Ernährungszustand, Alkoholexzesse, günstige Gelegenheit, Temperatur" für „unhaltbar" erklärt (Sexualverbrechen und Jahreszeit. Arch. f. Sexualforschg., I, 2). Dagegen vertritt W. Fließ nach wie vor sein bis ins einzelne durchdachte und ausgebaute System vom Zusammenhange zwischen Geschlecht und Periode. (Der Ablauf des Lebens. Leipzig und Wien 1906. — Vom Leben und vom Tod. Jena 1909. — Vgl. auch die Schrift seines Schülers H. Schlieper: Der Rhythmus des Lebendigen. Jena 1909, und die Arbeiten von H. Swoboda: Die Perioden des menschlichen Organismus. Leipzig und Wien 1904. — Das Siebenjahr. Wien 1917.)

[30]) Vgl. hierzu Ch. v. Ehrenfels: Kosmogonie (Jena 1916. S. 84): „Das Zweckbewußtsein ist also kein kosmisches Erklärungsprinzip. Es ist aber eine kosmische Tatsache. Es gibt zweckbewußtes Gestalten im Kosmos — zweifellos bei uns Menschen und, in ersten Ansätzen, bei den höheren Tieren, — es gibt vielleicht zweckbewußtes Gestalten bei Milliarden von mit uns Menschen analog konstituierten Bewohnern anderer Planeten von unserem und von Millionen anderen Sonnensystemen. Das Zweckbewußtsein dürfte, wenn es nun speziell auf Erden auch schon einige Millionen Jahre waltet, doch ein relativ junges kosmisches Erzeugnis sein, eine Bildung, welche sich an der Leiter des zwar Zweckmäßigen, aber ohne Zweckbewußtsein Entstandenen erst emporgerankt hat. Die Tierpsychologie zeigt unwiderleglich, daß, je tiefer wir in der Evolutionsreihe hinabsteigen, um desto mehr die tatsächliche Zweckmäßigkeit der tierischen Handlungen ihr Zweckbewußtsein überragt. Das, was wir ‚Instinkt' nennen und dessen Domäne wir, im Gegensatz zum Menschen, hauptsächlich ins Tierreich verlegen, ist gar nichts anderes, als eine Veranlagung zu koordinierten Bewegungen, die zwar zweckmäßig, aber entweder ganz ohne Zweckbewußtsein, oder doch nur mit einem kurzsichtigen Zweckbewußtsein verlaufen — mit einem Zweckbewußtsein, welches in der Kette der eingeleiteten Wirkungen nur einige Glieder hinanreicht, nicht aber bis zum ‚biologischen Zweck' selbst." Dieses Emporsteigen des menschlichen Zweckbewußtseins an der Leiter des tatsächlich Zweckmäßigen hat v. Ehrenfels in seinem „System der Werttheorie", I. Bd., § 44, näher behandelt.

II.

Zwei Richtungslinien sind in der Entwicklung der menschlichen Sexualgeschichte zu erkennen und trotz mancher Lücken und Unregelmäßigkeiten im Verlauf deutlich zu verfolgen: eine ökonomische und eine psychologische. Sie sind namentlich auch in den Vorbereitungen und Anfängen der Ehe wahrzunehmen. Daß diese etwa von Urbeginn des Menschheit-seins an bestanden habe und sozusagen eine natürliche Gegebenheit sei — das braucht einigermaßen Denkenden und Wissenden gegenüber heute nicht erst noch widerlegt zu werden, und der Gedanke gar, daß die Ehe von jeher eine Monogamie gewesen sei, die gegenwärtig allenthalben anzutreffenden Abweichungen im agamischen und polygamischen Sinne aber nicht archaistische Rudimente, sondern nur moderne Verfalls- und Entartungserscheinungen darstellen, ist darum nicht etwa weniger abwegig, weil z. B. ein Gelehrter und Forscher wie Westermarck[1]) sich zu ihm bekennt[2]). Die ökonomische Linie, die zur Entstehung der Ehe führt, unter der hier erst die polygyne Monandrie verstanden werden soll, da die älteste Form der Ehe, nämlich die Gruppenehe, noch kaum etwas Anderes als eine sozial beschränkte Promiskuität darstellt, zieht sich parallel hin der Umbildung der menschlichen Lebensführung vom Nomadentum zur Siedelung und der damit verbundenen Änderung der Nahrungsmittelschaffung und ihrer Verteilung auf die beiden Geschlechter, beruhend auf der Vergrößerung der Menschenzahl im Verein mit der Spärlichkeit der Nahrungsmittel. Die psychologische Linie zeigt den Weg an, auf dem der Mensch allmählich immer deutlicher sich bewußt wird, daß er nicht nur Herdentier, sondern auch Einzelwesen ist, auf dem insbesondere beim Manne das Streben nach eigenem Besitz und Macht, im Weibe das nach persönlichem Schutz und Einfluß erwacht und erstarkt. Diesen „Moment"

---

[1]) A. a. O.

[2]) Ähnlich verhält es sich mit der These vom Urmonotheismus und der Vorstellung namentlich konservativer Theologen, daß, wo Polytheismus in der Völkerkunde angetroffen wird, er einen Abfall von der ursprünglichen Religion bedeute. Dieser Aberglaube ist als solcher neuerdings auch sogar von dem Erzbischof von Upsala, Nathan Söderblom, in seinem Buche „Das Werden des Gottesglaubens" (Leipzig 1917) gekennzeichnet worden. — Damit soll jedoch nicht im entferntesten die Existenz eines „primitiven Monotheismus" bestritten werden (s. hierzu namentlich P. Schmidt: Der Ursprung der Gottesidee. Münster 1912 — und L. v. Schröder: Arische Religion. Leipzig 1914, wie auch die Existenz der „primitiven Monogamie" anerkannt werden muß (s. Westermarck, a. a. O.). Die Beziehungen zwischen Religions- und Sexualgeschichte der Menschheit werden in der vorliegenden Arbeit noch wiederholt zur Sprache kommen.

der Ehebildung skizziert Breysig[3]) mit folgenden, für seine Art, diese Zusammenhänge zu sehen und zu schildern, kennzeichnenden Sätzen:

„Forscht das Auge drängender, so löst es Gruppen aus dem allgemeinen Gewühl. Bei ihnen bestellen fleißige Frauen den Acker, da die Männer noch die Wälder mit dem Lärm ihres Jagens und Fechtens erfüllen, oder gewaltige Herden gezähmter Tiere spenden neuen Segen müheloser Nahrung. Die Frauen beginnen das Spiel mit dem Mann, das ihnen zu Anfang, zu Ende der Menschheitsjahre noch je den meisten Vorteil gebracht hat. Da sie die Früchte, die sie noch eben mühselig im Walde suchten, beim Hause im sicher umgrenzten Felde hegen, so locken sie den schweifenden Mann zu der neuen Speise und zum festen Wohnsitz. Da sie die Liebesgunst, die sie noch eben jedem erwiesen, nur noch in der ersten Jugend verschwenden und dann nur für einen sparen, so gründen sie Ehe und Haus. Und da sie die Kinder, die ihr Leib gebar und die sie noch eben in das unterschiedslose Getümmel der Horde gaben, an sich ziehen, stiften sie das Geschlecht und wandeln die männische Horde in eine Einung um, die sich nach dem Stammbaum der Frauen zusammensetzt."

Breysig weist also dem weiblichen Geschlecht die Initiative bei der Ehe- und Familiengründung zu und weicht damit erheblich von der herrschenden Auffassung ab, die in Ehe und Familie im wesentlichen eine Schöpfung des Mannes sieht — zum Zwecke, mindestens mit der Wirkung der Verknechtung von Weibern und Kindern. Jene sind das Kapital des Mannes, diese die Zinsen — schreibt Max Buchner[4]) von den Duala, bei denen das Weib besonders hochgehalten wird, das einmal Zwillinge gebiert. So aber sind die Familienbeziehungen in der primitiven Ehe überhaupt zu verstehen; ihre rechtliche Grundlage ist die Herrschaft und Gewalt des Mannes.

Durch Raub, Tausch oder Indienstnahme vom Manne erworben, wird das Weib von ihm im wesentlichen nur als Arbeitskraft geschätzt und behandelt. Die Ehefrauen sind ihm Mägde und Sklavinnen. Aber sie gewinnen erst den rechten Wert für ihn als Mütter. Denn auch die Kinder sind sein wirtschaftliches Eigentum und, wenn herangewachsen, für ihn wertvolle Besitzstücke: die Knaben als Helfer, die Mädchen als Verkaufsobjekte. Mit dem Gewaltcharakter der primitiven Ehe hängt die Vorstellung und Sitte zusammen, daß das Kind dem Ehemann gehört, ohne daß die Abstammung von ihm in Betracht kommt. Jahrtausendelang haben nach J. Kohler[5]) und anderen die Völker den Gedanken gehegt, daß jedes Kind der Ehefrau Eigentum des Mannes ist ohne Rücksicht auf die Zeugung[6]); ja, man verlangte von der Frau die Preisgabe an einen Dritten, wenn die Ehe kinderlos war[7]). Hier sei noch einmal an das

---

[3]) Die Geschichte der Menschheit, 1. Bd. Berlin 1907.

[4]) Kamerun. Leipzig 1887.

[5]) Rechtliche Grundlagen der Ehe. In Koßmann und Weiß: „Mann und Weib". Stuttgart o. J., 2. Bd.

[6]) Formale Anklänge noch heute in unserem BGB. Sein § 159, 1 hat aber psychologisch eine grundsätzlich ganz andere Bedeutung, indem er die Tatsache der Vaterschaft des Ehemannes als Regel voraussetzt.

[7]) Zu dieser Institution bestehen weitgehende Analogien auch gegenwärtig unter seelisch und wirtschaftlich primitiven Verhältnissen noch vielfach. Das alte Bochumer Landrecht (ausführlich zitiert bei Fuchs, Sittengeschichte, München o. J.) liefert bekanntlich einen interessanten Beleg für die Anerkennung der „Ehehelfer"-Idee sogar im öffentlichen deutschen Rechtsleben. Vgl. hierzu auch Max Marcuse: Der Zweck heiligt die Mittel, a. a. O. — Ferner bei M. Hoernes: Natur- und Urgeschichte des

Levirat erinnert, insbesondere an das Niyoga-Levirat[8]), „dessen Eigenart darin besteht, daß der neue Ehemann der Frau als Erzeuger dient statt des verstorbenen Mannes, daß er gleichsam als sein Stellvertreter wirkt, so daß das Kind, das dieser neue Mann mit der Ehefrau zeugt, dem verstorbenen Ehemanne gehört". Aus dieser Einrichtung, deren Zweck freilich wesentlich auch auf die Befriedigung religiös-kultischer Vorstellungen zielte, von denen noch zu sprechen sein wird, entstand die Ankindung, die sogenannte Adoption.

Während nun die Ehe ganz und gar auf dem Besitzrecht des Mannes an Frauen und Kindern gegründet war, gehörten letztere familienrechtlich allerdings ausschließlich der Mutter an und ihrer Sippe, gemäß der sogenannten „Mutterfolge". „Mutterrecht" — nannte Bachofen[9]) dieses von ihm als die ursprüngliche Form der familiären Beziehungen nachgewiesene Verwandtschafts-System, und hat damit den weit verbreiteten Irrtum verschuldet, als ob sie eine Periode allgemeiner Frauenherrschaft bedingt hätte, die erst mit der Ausbildung der Vaterrechts-Familie gestürzt und durch diese in eine Untertanschaft des weiblichen Geschlechts verkehrt wurde. In Wirklichkeit war von einem Übergewicht der Frau im Staat und öffentlichen Leben nicht die Rede[10]). Dagegen war die Mutterfolge (der Söhne) mit gewissen, diesem System der Abstammungsbestimmung eigentümlichen, sozialen und rechtlichen Nebenwirkungen verknüpft, die der Frau, die Mutter war, zugute kamen und ihre Stellung desto mehr hob, je mehr Söhne sie hatte, während umgekehrt der Mangel an Nach-

---

Menschen. Wien und Leipzig 1909. II. Bd., S. 372: „Die Notwendigkeit des Kinderbezitzes führte nicht nur zur Polygamie, sondern auch, wenn der Mann die Ursache der Unfruchtbarkeit war, zu dem für Inder, Griechen und Germanen überlieferten Brauch, daß der Eheherr sich durch einen Stellvertreter, der ursprünglich vielleicht der Mannesbruder oder ein anderer naher Verwandter war, bei seiner Frau Nachkommen erzeugen lassen konnte. (Schrader, Reallexikon der indogermanischen Altertumskunde, s. u. ‚Zeugungshelfer'): ‚Die Frau gehört dem Manne mit Leib und Leben, und was sie hervorbringt, ist sein Eigentum, wie das Kalb seiner Kuh oder die Frucht seines Ackers. Der Mann sieht daher auch das von der Frau geborene, von einem anderen gezeugte Kind als das seine an, wenn die Zeugung nur mit seinem Willen geschehen ist'."

[8]) Kohler (a. a. O.) unterscheidet dreierlei Arten von Leviratsehen, von denen in diesem Zusammenhange nur oder wesentlich die dritte Form (s. o.) interessiert.

[9]) Das Mutterrecht. Stuttgart 1861.

[10]) Ob — ohne jede Beziehung zu dem sog. „Mutterrecht" — in der Urzeit das weibliche Geschlecht das stärkere und herrschende war und erst sehr allmählich der Mann die Oberhand gewonnen hat — „durch seine bessere Naturbefähigung, langsichtige Pläne zu fassen und sie mit klarem Verstand und denkender Selbstbeherrschung zu verfolgen", wie Ed. Heyck (Der Männer- und Frauenkrieg: Sonntagsbeil. d. Voss. Zeitg., 1914, Nr. 7 u. 8) annimmt, oder durch das Mißverhältnis zwischen seiner sexuellen Abhängigkeit vom Weibe und seinem Herrscherwillen, wie Mathilde von Kemnitz (Das Weib und seine Bestimmung, München 1917) in einer eingehenden Untersuchung über die Ursachen des Überganges der vermeintlich ursprünglichen Gynäkokratie zur Androkratie und über die künftigen Entwicklungstendenzen neuerdings nachzuweisen sucht, — diese Frage bleibe hier unerörtert. Anlaß zu ihr gaben wohl hauptsächlich die Amazonensagen, die ja in der Tradition und Literatur aller Kulturkreise angetroffen werden, deren tatsächliche Grundlage und vollends deren Quellenwert aber noch außerordentlich fragwürdig sind (s. hierzu z. B. die kleine Abhandlung von Friederici: Die Amazonen Amerikas, Leipzig 1910).

kommenschaft, insbesondere an männlicher, das Weib gänzlich einflußlos machte und für den Mann in der Ehe fast völlig entwertete.

Aus diesen Andeutungen über Wesen und Sinn der primitiven Ehe geht hervor, daß sowohl für den Mann wie für die Frau die Erzielung einer großen Kinderschar, vor allem möglichst vieler Söhne im Vordergrunde der Interessen stehen mußte — für die Frau insofern noch dringlicher als für den Mann, als dieser immerhin auch schon mit der Arbeitskraft der Frau Vorteil und Gewinn aus der Ehe zog; desto größeren, je mehr Frauen zu erwerben seine Verhältnisse ihm erlaubten, desto geringeren, je mehr er sich in dieser Richtung beschränken mußte.

Die Bevorzugung von Knaben ist, von wenigen Ausnahmen abgesehen, eine allgemeine Erscheinung in der Geschichte der Völker und Familien. Sie ist auch heute noch nicht überwunden und war stets desto ausgesprochener, je tiefer die Kluft war, die die Kulturverhältnisse zwischen den beiden Geschlechtern geschaffen haben. Die geringe Einschätzung von Mädchengeburten, die durchweg auch und gerade unter der Mutterfolge herrschte, ist ein Beleg mehr für die niedrige Wertung des Weibes trotz des sogenannten mutterrechtlichen Verwandtschafts-Systems. Vaerting[11]) ist der Meinung, daß die Ansicht von dem geringen Wert des weiblichen Kindes gegenüber dem männlichen sich erst sekundär gebildet habe auf der Grundlage der einseitigen Tötung der Mädchen — eines sehr weit verbreiteten Brauches der verschiedensten Völker- und Menschheitsgruppen, den Vaerting als „Reaktion auf die naturwidrige Erscheinung der doppelten Moral" auffaßt — mit der ihm eigenen gedanklichen Selbständigkeit, aber m. E. wenig überzeugend.

Das Sexualbedürfnis konnte in den Ehemotiven eine Rolle nicht spielen — denn der Mann befriedigte dieses in weitgehendem Maße mit anderen Frauen durch Weiberausleih bei den häufigen Besuchen, durch die Promiskuität bei festlichen Gelegenheiten, durch gelegentlichen Austausch der Frauen; diese aber waren ja gerade, solange noch unverheiratet und folglich noch nicht in einem festen Dienstverhältnis stehend, sexuell frei und ungebunden. So kann man mit Reitzenstein[12]) zutreffend behaupten, daß Ehe und Geschlechtsverhältnis getrennte Begriffe waren oder doch zunächst nicht mehr miteinander zu tun hatten, als daß dieses auch in jener vorhanden war — vorhanden schon deshalb, weil ohnedies ja der wesentliche Zweck der Ehe, nämlich die Erzeugung zahlreicher Kinder, nicht erreichbar gewesen wäre.

Dieser Zweck der Ehe gewann noch an Gewichtigkeit und Bedeutung im Verlaufe der Entwicklung aus der Epoche primitiver zu derjenigen familiärer Sexualkultur, die Müller-Lyer[13]) dahin charakterisiert, daß das Geschlechtsverhältnis zwischen Mann

---

[11]) Über die physiologischen Grundlagen der doppelten Moral. Zeitschr. f. Bekämpf. d. Geschlechtskrankh. 1917. Juli.

[12]) Urgeschichte der Ehe. Stuttgart o. J.

[13]) A. a. O.

und Weib durch das Auftreten sekundärer Liebesgefühle, d. h. (beiläufig bemerkt) von Empfindungen, die erst die psychischen Wurzeln — sexuelle Eifersucht, sexuelle Scham, Wertschätzung der Keuschheit — derjenigen Emotionen darstellen, die nach unseren Begriffen einer personalen Kultur „Liebe“ zu nennen sind, veredelt wird und unter dem Einfluß des wachsenden Reichtums der Individualismus sich zu regen beginnt, aber nur beim herrschenden Mann, der die Frau nach seinen Wünschen erzieht und modelt. Diese Entwicklung fand auch in der Änderung der Art der Frauenerwerbung ihren Ausdruck und vollzog sich im Zusammenhange mit dem Übergang der Mutterfolge in die patriarchalische Familie [14]), die jenes besondere Verhältnis zwischen Vater und Sohn und besonders zwischen Vater und erstgeborenem Sohn geschaffen hat, die bei der überwiegenden Zahl der Völker „als die engste, bedeutungsvollste und ehrwürdigste unter allen menschlichen Beziehungen“ gilt und neuerdings von Haecker [15]) auf seine biologische Berechtigung hin mittels vererbungswissenschaftlicher Untersuchung geprüft worden ist. Wo die vaterrechtlichen oder patriarchalischen Einrichtungen am frühesten und schärfsten sich herausgebildet hatten, wie bei den alten Kulturvölkern Asiens, Europas und Nordafrikas und bei einigen Völkern der alten Welt, z. B. bei den semitischen Nomadenvölkern, sind auch die Begriffe der Sohnes- und Erstgeborenschaft sehr alt und besonders ausgeprägt, wie die Geschichte der Erzväter und die Geschlechtsregister und Völkertafeln im 1. Buch Mos. und in der Chronik zeigen (Haecker [16])). Dieses Verhältnis gründet sich, äußerlich betrachtet,

[14]) „Wird ein Kaufpreis gezahlt, so ist die Ehe eine patriarchale, wird er nicht bezahlt, so ist sie matriarchal“ (I. Kohler, Zeitschr. f. vergleich. Rechtswissensch., VI., 334).

[15]) Die Erblichkeit im Mannesstamm und der vaterrechtliche Familienbegriff. Jena 1917.

[16]) A. a. O. — Selbstverständlich ist hier (wie überall) zu bedenken, daß die alttestamentlichen Schriften nicht als Maßstab für das, was seinerzeit Sitte war oder was als gut oder böse galt, betrachtet werden können, da sie verhältnismäßig sehr jungen Datums sind und tendenziösen Charakter haben. — v. Reitzenstein vertritt die Auffassung, daß bei den Hebräern das Mutterrecht „vollauf vorhanden gewesen sein muß, ja seine Reste ziehen sich noch bis in die jüdische Zeit“ (Liebe und Ehe im alten Orient, Stuttgart o. J.). Wellhausen (Ehe bei den Arabern, Gött. Nachr., 1893) betont dagegen auf das energischste, daß das Auftreten des Patriarchats sogar schon in ursemitische Zeiten hineinragte. Auf jeden Fall war in historischer Zeit in Israel nur die Verwandtschaft durch die männliche Seite, den Vater, maßgebend. „Natürlich existierte“, schreibt E. Merz (Die Blutrache bei den Israeliten. Leipzig 1916) „auch ein Verwandtschaftsgefühl für Beziehungen, die durch die weibliche Seite, die Mutter, geknüpft wurden, und es wurde im Bedarfsfalle sogar stark unterstrichen (so wenn etwa in Gen. 29, 14 Laban seinen Schwestersohn Jakob als ‚mein Fleisch und Blut‘ anredet). Doch entstand dadurch keine rechtliche Zugehörigkeit zu der mütterlichen Familie. Es ist ein Mißgriff Grüneisens, wenn er aus Idc. 8, 19; Gen. 43, 29; Ps. 50, 20; Hi. 19, 17 u. a. erschließt, daß auch im historischen Israel ‚die Verwandtschaft keineswegs nur nach dem Mannesstamm gerechnet wird, sondern vielmehr die Verwandtschaft durch die Mutter als besonders nahe gilt‘ (Ahnenkult, S. 203). Denn in keiner einzigen dieser Stellen wird ausgesagt, daß die Söhne zu der Familie ihrer Mütter irgendwelche rechtlichen Beziehungen gehabt hätten, sondern nur auf die ganz natürliche Tatsache Bezug genommen, daß in polygamischen Ehen die Söhne von demselben Weibe sich untereinander besonders nahe stehen. Ebensowenig beweiskräftig ist das von Grüneisen unterstrichene innige Verhältnis des Abimelech zu seinen Verwandten mütterlicherseits in Sichem

zunächst wieder auf wirtschaftliche Umstände und Erwägungen, wie sie in Wechselwirkung zu der Herausbildung der vaterrechtlichen Familienverfassung sich durchsetzten. „Aus der Hütte ist das Haus geworden, neben dem Dorf ist die Stadt entstanden, die jetzt tonangebend ist. Die Frau ist in das Haus gebannt, männliche Sklaven haben ihr die gröberen Arbeiten abgenommen, ihr Wirkungskreis beschränkt sich auf die häuslichen Arbeiten. Zugleich sind durch die Männer-Differenzierung und durch den aufblühenden Handel Reichtümer geschaffen worden, an denen das Herz hängt und die der Tod entreißt — zu wessen Gunsten?" (Müller-Lyer[17]). „Wenn wir bei den Völkern der Antike nachfragen, zu welchem Zwecke sie heiraten, so geben sie uns selbst die unzweideutige Antwort: Um legitime Erben zu haben." Ganz charakteristisch ist in dieser Beziehung der Ausspruch des Demosthenes: „Hetären haben wir des Vergnügens halber, Kebsweiber für die tägliche Pflege des Leibes, und Ehefrauen zur Zeugung vollgültiger Kinder und als verläßliche Wächter im Innern des Hauses." Als die höchste Tugend des Weibes gilt daher ihre Fruchtbarkeit; Unfruchtbarkeit ist eine Schande und fast allgemein ein Scheidungs- oder Verstoßungsgrund. Damit gewann auch erst die Idee der Vaterschaft im Sinne nicht von Herrschaft und Eigentumsrecht über die Kinder der Frau ohne Rücksicht auf die wirkliche Erzeugerschaft, sondern eben im Sinne der letzteren — entscheidende Bedeutung für die Kindesanerkennung. Fortan gehörte nur dasjenige Kind zur Ehe, das auch dem Ehemanne als Erzeuger gehörte, und die Fortpflanzung der Menschheit wurde von nun ab in der Art geregelt, daß der Ehemann nur dasjenige Kind als ehelich anerkennt, welches sein — im strengeren Wortsinn als bisher — „leibeigenes", mit ihm in Fleisch und Blut zusammenhängendes Geschöpf ist. Mit anderen Worten: Es erwacht im Manne der Wunsch, Vater zu werden, und die Vaterschaft beginnt als ein physiopsychisches Verhältnis zum Kinde und damit auch zur Mutter als Gebärerin der Kinder gewertet zu werden. Ein psychisches Verhältnis zur Ehefrau als solcher bleibt selbstredend noch in weiter Ferne.

Es ist also folgende Entwicklung festzustellen: Zur Zeit der primitiven und der mutterrechtlichen Ehe war das Ehemotiv des Mannes die Gewinnung und Sicherung möglichst vieler und billiger Arbeitskräfte, wie sie nur durch zahlreiche Kinder gewährleistet wurden. Daneben waren ihm freilich auch die Söhne als Wehrkräfte wertvoll, falls er ihrer bei Händeln und Kämpfen bedurfte. Schließlich lag den Söhnen auch schon damals die Pflicht der Blutrache ob, die ja den primitivsten Rechtsschutz darstellt.

(Idc. 9, 1 f.). Denn diese Beziehung hatte ihren Grund darin, daß Abimelechs Mutter sich seinem Vater in der ganz außergewöhnlichen Form einer Sadika-Ehe vermählt hatte. Wenn ich auch die Hypothese vom ursprünglichen Matriarchat im alten Israel nicht anfechten will (wie es S. Rauh, Hebräisches Familienrecht, 1907, mit teilweise beachtenswerten Gründen tut), so ist doch jedenfalls so viel gewiß, daß in historischer Zeit das Patriarchat und die nach demselben orientierte Verwandtschaft allein maßgebend geworden war. Ausnahmen von der Regel waren selten," und durch exzeptionelle Rechtsverhältnisse in dem Einzelfalle bedingt.

[17]) A. a. O.

„Rechtsschutz" heißt natürlich — von der Verteidigung gegen vom Feinde drohende Lebensgefahr abgesehen — nichts Anderes als Schutz rein ökonomischer Interessen des Vaters, und wie sehr die Kinder ausschließlich in den Dienst dieser gestellt sind, wird im Zusammenhange mit der erwähnten Sitte der Blutrache in den Fällen deutlich, in denen ein Angehöriger desjenigen Blutverbandes, dem der Totschläger entstammt, womöglich der Totschläger selbst, in den geschädigten Blutverband übertritt, um dort den Platz des Getöteten auszufüllen, am Ende gar von dem Vater des Ermordeten an Sohnesstatt angenommen zu werden [18]). Die Kinder waren also, um es zu wiederholen, in der primitiven und sogenannten verwandtschaftlichen Kulturphase nur Mittel für die wirtschaftlichen Zwecke des Vaters, und zwar nicht sie als Personen, sondern als Sache, als Besitzstück und Wertobjekt. In der sogenannten familialen Epoche dagegen und unter dem vaterrechtlichen Regime stieg ihre Bedeutung zu eigenem Rechte an. Das soll nicht heißen: zum reinen Selbstzweck. Denn, wie ersichtlich gemacht worden ist, wird auch hier der Wille zur Nachkommenschaft von einer Zweckbedachtheit, und zwar dem Vererbungsgedanken bestimmt; aber gerade damit rückt jener aus der Enge primitiv-egoistischer Interessenerwägungen in den Bereich individuell-sozialer Strebungen, die das Ehemotiv ethisieren und den Fortpflanzungsgedanken in den Dienst einer Idee stellen. Dies um so mehr als nicht nur der materielle Besitz soll vererbt werden können, sondern auch das Blut und der Geist. Braucht doch nach Nietzsche [19]) der Mann „Kinder und Erben, um ein erreichtes Maß von Macht, Einfluß, Reichtum auch physiologisch festzuhalten, um lange Aufgaben, um Instinkt-Solidarität zwischen Jahrhunderten vorzubereiten". Solche teleologischen Betrachtungen stehen zwar jenseits wissenschaftlicher Methodik und Beweisbarkeit. Aber das ihnen zugrunde liegende Sehnen und Fühlen ist am Ende wohl das gleiche, das den Nachkommen, den Söhnen vor allem die Pflicht auferlegte, nicht nur das Hab und Gut des Verstorbenen zu wahren und zu mehren, sondern auch sein Andenken zu hüten und zu pflegen. Die psychische Grundlage dieser Forderung ist die Vorstellung, daß die Seele des Kindes in geheimnisvoller Weise mit dem Erzeuger — nicht oder kaum: auch mit der Gebärerin! — zusammenhänge, daß das Kind dem Vater nicht nur leiblich, sondern auch seelisch zugehöre.

---

[18]) S. hierzu: E. Merz, a. a. O., und nach dies. Steinmetz, Ethnol. Studien zur ersten Entwicklung der Strafe. Leiden 1894.

[19]) S. W., VIII. Bd., S. 152.

III.

So vereinigen sich hier die ökonomische und die psychologische Entwicklung in dem Brennpunkte des Religiösen. Fast alle Religionen — die primitiveren und vor allem die nicht geoffenbarten Religionen sämtlich — stimmen, bei aller Unterschiedlichkeit in Gefühlsleben und Gefühlsrichtung, in Auffassung und Begründung der Forderung im einzelnen, doch in dem Gebot selbst: „Seid fruchtbar und mehret euch" völlig überein. Ich sage: „fast alle" — denn der Buddhismus, dessen Quintessenz ist, lebend zu sterben, schließt folgerichtig jene Forderung aus. Er ist aber nicht die einzige Ausnahme in dem Sinne, wie J. Wolf[1]) meint, insofern auch die christliche Religion in ihrer Reinheit und ihrem Wesen nach für das Fruchtbarkeitsgebot keinen Platz hat. Dieser Platz ist vielmehr erst durch Inkonsequenzen geschaffen worden, von denen der Buddhismus sich ferngehalten hat. Man kann die dem Fortpflanzungsgedanken feindliche Haltung dieses daher auch nicht, wie J. Wolf[2]) im Anschluß an Simmels[3]) Bemerkung über die areligiöse Natur des Buddhismus es versucht, damit begründen, daß dieser überhaupt keine Religion sei, weil sein einziger Inhalt, die Erlösung vom Leiden, keiner transzendenten Macht, keiner Gnade, keines Mittlers bedürfe, sondern darf umgekehrt behaupten, daß der Buddhismus mit seiner Verfehmung der Sexualität, insbesondere auch der Fortpflanzung, einen durchaus religiösen Gedanken mit strengster Folgerichtigkeit zu Ende führt. Jede „echte", d. h. metaphysisch gerichtete Religion — wie sie wesentlich den Völkern arischer Kultur eigen ist[4]) — geht von dem Satze aus, daß Gott — „Name ist Schall und Rauch" — die Wirklichkeit ist. Dieser Satz aber läßt, wie Karl Holl[5]) zutreffend betont, nur die eine logische Folgerung zu, daß diese Welt nur Schein ist, und Holl weist ferner darauf hin, daß alle Religionen — nur eben mit Ausnahme des Buddhismus — vor dieser Folgerung zurückschrecken und zu Notbehelfen greifen, um sich nicht um die Wirklichkeit dieser Welt zu bringen[6]). Und darum ist auch die Behauptung J. Wolfs[7]) irrtüm-

---

[1]) Religion und Geburtenrückgang. Arch. f. Rassen- u. Gesellschaftsbiol., 1913, 5.

[2]) A. a. O.

[3]) Die Religion. In Bubers Sammlg. „Die Gesellschaft". Frankfurt a. M. o. J.

[4]) Darum darf Kafemann (a. a. O.) den Pessimismus „uraltes arisches Erbgut" nennen. Das Erbgut der Semiten ist — in dem entsprechenden Sinne der „Diesseitigkeit" — der Optimismus. Diese Gegensätze sind ihrem Wesen nach religiöse.

[5]) Der Szientismus. Zeitschr. f. d. ges. Strafrechtswissensch., 37. Bd., 5.

[6]) L. v. Wiese freilich führt gerade den Buddhismus als Beispiel dafür an, daß die Notwendigkeit von Kompromissen „selbst von den asketischen Konfessionen

lich, daß das Fruchtbarkeitsgebot, das fast alle Religionen enthalten, aus ihrem ureigensten Wesen fließe; es steht vielmehr — als stärkster Ausfluß einer Bejahung des Lebens — zu dem „ureigensten Wesen" der Religion im Gegensatz. Nach Simmel stellt es nur eine der vielen von den Religionen sanktionierten Lebensnormen dar, durch die sich die Gesellschaft das für sie zweckmäßige Verhalten ihrer Mitglieder sichert [8]). Diese Deutung freilich scheint mir mehr für die semitischen Religionen und insbesondere für das mosaische Gesetz der Fortpflanzung Geltung zu haben, als die Zusammenhänge bei den mehr „jenseitigen" Religionen des arischen Kulturkreises, die auch in ihren Halbheiten und Kompromissen ihren metaphysischen Charakter wahren, klarzulegen. Auch bei ihnen allerdings kommt jenem sozialen Zweckgedanken eine nicht unerhebliche Bedeutung zu für die Entwicklung und Festigung der Fruchtbarkeitsgebote [9]). Ihre Wurzeln haben diese aber doch eben im Religiösen, in den — wenn auch widerspruchsvollen und zwischen Seiendem und Ersehntem unsicher hin und her schwankenden — Ideen vom Wesen und Willen der Götter oder Gottes, von der Weltschöpfung und ihrem Ausbau, von der außerirdischen Beziehung der Menschen. Hier ist die rein geistige, metaphysischen Bedürfnissen und Phantasien entstammende Natur der religiösen Fruchtbarkeitsgebote offenbar, und zwar zielen jene Bedürfnisse und Phantasien auf den Unsterblichkeits-Glauben und die Ahnenverehrung. Jener reicht, wie schon früher angedeutet worden ist, bis auf den uralten Animismus [9a]) zurück, und diese, dem gleichen Boden entstammend, entwickelte sich mit der Einsicht in die Kon-

---

erkannt worden ist". (Soziologische Betrachtungen über das Wesen der Askese. Arch. f. Sexualforschg., I, 1.) „Man sollte allerdings meinen," schreibt A. Nossig (Einführung in das Studium der sozialen Hygiene, Stuttgart 1894), „daß das philosophische und religiöse System der Inder .... konsequenterweise die Ehe als Fortpflanzungsinstitut zurückweisen müßte; ..... Indes die indischen Weisen lehren, die Wahrheit werde nicht mit einem Schlage gewonnen, sondern durch verschiedene Stufen hindurch errungen. Das Entsagungsleben, das Zölibat, das prinzipielle Aufgeben der Fortpflanzungstätigkeit tritt erst auf der höchsten und letzten Stufe des frommen Lebens in sein volles Recht. Auf den früheren Stufen gilt die Ehe als eine hohe und heilige Pflicht, und eines Sohnes Erzeugung als das höchste Erdenglück." (Wuttke, Geschichte des Heidentums, Bd. II.) Andererseits sei an die Legende erinnert, nach der Buddha unmittelbar nach der Geburt seines einzigen Sohnes nachts aus dem Palaste flieht. Dieser Legende entspricht nach Hermann Oldenberg volle innere Wahrheit; denn der Buddhist trennt sich in seinem Verlangen nach dem ewigen Heil sogar von dem sehnlich erwarteten Sohn, damit er nicht durch ihn an das Irdische gefesselt werde (Ploß-Renz, a. a. O.).

[7]) A. a. O.

[8]) A. a. O. Das ist aus seiner gesamten Einstellung dem Religiösen gegenüber und aus seiner Nichtanerkennung der Religiosität als eines Seelenzustandes eigener Art zu verstehen. In Wirklichkeit handelt es sich bei ihr „um ganz bestimmte Erhebungszustände, wie sie außerhalb der Religion nicht auftreten", so daß Oesterreich (Einführg. in d. Religionspsychologie, Berlin 1917) mit Recht Simmel die Zustimmung versagt, wenn dieser den „Kultus" des Vaterlandes, der Kaste, der Ehre in eine Reihe mit der Religion zu stellen geneigt ist.

[9]) Vgl. z. B. Nossig (a. a. O.), der die sozialhygienischen Motivierungen und Gesichtspunkte betont, denen das Geschlechtsleben die besondere Regelung durch die verschiedenen Religionen und Religionssysteme bei den alten Völkern verdankt.

[9a]) Daß es eine voranimistische Stufe reinen Zauberglaubens gegeben habe, wie neuerdings namentlich Preuß und Vierkandt annehmen, ist nach Oesterreich (a. a. O.) bisher nicht erweisbar.

tinuität der Generationen. Wie es also unrichtig ist, diese metaphysische Grundlage der Fruchtbarkeitsgebote in den Religionen zu verkennen und sie allgemein als rein soziale Zweckvorschriften zu erklären, so ist auch die Auffassung verfehlt, die in jenem Unsterblichkeits- und Ahnen-Glauben nur den „ideologischen Überbau" für den Fortpflanzungs-Instinkt sehen will, eine Anschauung, die — im besonderen Hinblick auf die Chinesen, bei denen der Ahnenkultus bekanntlich noch heute in ungeschwächter Macht das religiöse und sexuelle Leben beherrscht, indem er die Familie als Mysterium und ewige Wiederholung der Weltentstehung erscheinen läßt — Christian v. Ehrenfels[10]) zu vertreten sucht. Soweit damit nur die Tatsache unterstrichen werden soll, daß ursprünglicher noch als alles Geistig-Seelische das Physisch-Sinnliche und als alles Abstrakte das Konkrete im Leben wie des Einzelnen so auch der Völker und der gesamten Menschheit ist, darf man dem beistimmen; auch ist wohl zu beachten, daß die Priester und Religionsdiener überall mit der Sanktionierung einer regen Zeugungstätigkeit vielfach nur aus der Not, will sagen: dem Vergnügen eine Tugend zu machen und dadurch die Anziehungskraft des Kultes und ihre eigene Macht zu verstärken und zu festigen streben[11]). Darüber hinaus aber eine unmittelbare Herkunft des Unsterblichkeits-Glaubens und des Ahnen-Kultus aus primitiven Ideen und gefühlsmäßigen Vorstellungen von Mensch und Natur, Erde und Himmel, kurz: aus rein psychischen Quellen überhaupt leugnen zu wollen, läßt eine Einstellung vermuten, die dem „Geist" in der Entwicklung der Menschheit „prinzipiell" eine untergeordnete Bedeutung beimißt — ein Irrtum, in dem sich eine einseitig soziologische mit einer einseitig physiologischen Betrachtungsweise begegnet[12]).

Um die Zusammenhänge zu verdeutlichen, sei hier als Beispiel an den altindischen Glauben erinnert, nach dem das Schicksal

---

10) Die gelbe Gefahr. Sexual-Probleme, 1908.

11) Andererseits mußten gerade diese „Mittler zwischen den Menschen und dem Jenseitigen das Irdische als des Begehrens unwert auffassen und darstellen. Der Trieb, der am meisten mit dieser Erde und mit dem Leben aussöhnt, mußte ihnen als das gefährlichste Gegenspiel im Kampf um die Menschenseele erscheinen". (v. Ehrenfels). Über diese Ideen selbst — später!

12) Hiermit wird letzten Endes an die Frage nach der Entstehung der Religion und Religiosität überhaupt gerührt. Solange das Dogma von der jüdisch-christlichen Religion als „der" Religion herrschte, der gegenüber alle anderen Religionen als „Überbleibsel", „Entartungen", „Nachahmungen" usw. betrachtet wurden, und eine am Begrifflichen kleben gebliebene Theologie und Orthodoxie in der „Offenbarung" alle Rätsel gelöst sahen, mußte jede religionsgeschichtliche Forschung im Keime erstickt und ihre Grundfrage nach dem Wesen der Religion ungestellt bleiben. Seitdem aber auch auf diesem Gebiete die Wissenschaft von Autorität und Tradition sich befreit hat, wird nach den Wurzeln dieses machtvollsten aller geistigen und seelischen Erlebnisse von allen Seiten gegraben, und in Methode und Ergebnis dieser Arbeiten ist der — überall auch sonst zu beobachtende —, Gegensatz zwischen rationaler und irrationaler Einstellung wahrzunehmen. Von den neuesten Versuchen letzterer Art sei hier das Buch von R. Otto, Das Heilige (Breslau 1917) auch deshalb hervorgehoben, weil er das Irrationale im Religiösen mit dem Irrationalen im Erotischen in Parallele setzt. Den Wesensbeziehungen zwischen Religion und Sexualität ist im übrigen in sehr zahlreichen Arbeiten der neueren Religions- wie der neueren Sexualforschung nachgegangen worden. Die letztere glaubte dabei vielfach von einer

eines jeden Mannes im künftigen Dasein davon abhängt, ob er für die Fortpflanzung seines Geschlechts auf Erden gesorgt hat oder nicht. „Nur derjenige, der einen Sohn hinterläßt" — schreibt M. Winternitz[13]) — „einen Sohn, der die Totenopfer vollzieht und den Kult der Ahnengeister fortsetzt, kann in den Himmel der Seligen gelangen, um dort ein wonnevolles Dasein zu führen. Wer keinen Sohn hinterläßt, dessen Ahnen gehen der ihnen gebührenden Totenspenden verlustig, die unglücklichen Geister zürnen ihm, und er selbst muß nach dem Tode als ruheloser Geist auf der Erde umherirren oder gar in die Hölle hinabsinken. Nur durch einen Sohn erlangt der Mann Unsterblichkeit. Denn, indem er dem Weibe naht, wird er selbst zum Embryo in ihrem Schoß und wird als neuer Mensch wiedergeboren. Die Frau ist somit nicht nur die ‚Gebärerin', sondern auch die Erneuerin des Geschlechtes. Doch ist sie hierbei nach brahmanischer Auffassung nur das ‚Ackerfeld', in welches der Mann seinen Samen streut . . . . Da für das eigene Heil und für das Wohl der verstorbenen Väter im Jenseits die Geburt eines Sohnes notwendig ist, gehört es zu den ersten religiösen Pflichten eines Mannes, sich zu verheiraten und Söhne zu erzeugen, die den Ahnenkult fortsetzen. So wichtig ist diese Pflicht, daß die brahmanischen Ritual- und Gesetzbücher ausdrücklich er-

---

„Erotogenese der Religion" schlechthin sprechen zu dürfen, und brachte die Psychologie der Religion historisch und kritisch in möglichst nahen Zusammenhang zur Sexualpathologie. Gegen diese Einseitigkeiten und Entgleisungen ist aber gerade wieder von sexologisch-medizinischer Seite, z. B. v. Näcke (Die angeblichen sexuellen Wurzeln der Religion, Zeitschr. f. Religionspsychol., 1908; und: Zum Ursprung der Religionen, ebenda) Einspruch erhoben worden.

Individualpsychologisch sind allerdings diese Beziehungen in zahlreichen Fällen ganz unzweifelhafte und ausgeprägte, und auch von denjenigen kritischen Forschern und Beobachtern, die den Phantasien und Übertreibungen der psychoanalytischen Schule fernstehen, nicht zu verkennen. So wird man Bleuler (Die Psychoanalyse Freuds, Verteidigung und kritische Bemerkungen, Leipzig und Wien 1911) beistimmen dürfen, wenn er die Gefühlsverwandtschaft der erotischen und der religiösen Idee betont: „Einesteils hat die Liebe (bekannt namentlich beim Backfischalter) so viel Schwärmerisches, vom Körperlichen Abgelöstes, daß solche Gefühle sich bei dem Wechsel des Themas kaum zu ändern brauchen. Andernteils wissen wir, wie sexuell im engsten Sinne die Liebe zum Erlöser oder zur Jungfrau recht oft aufgefaßt wird, auch wenn man Leute wie die hl. Katharina von Siena und Zinzendorf als psychopathisch von der Betrachtung ausschließt. Drittens ist die Liebe zu Gott, wie wir allerdings in pathologischen Fällen häufiger und direkter nachweisen können als in normalen, oft nichts als ein Symbol für eine ganz bestimmte irdische Liebe; der liebe Gott vertritt dann einen konkreten Menschen; oder es wird einfach sein Name genannt, um den Pfarrer selbst zu bezeichnen." (Vgl. hierzu auch Freimark: Die Beziehungen der Religiosität zum Sexualleben [Sexual-Probleme, 1908]; ferner außer der psychiatrischen Kasuistik z. B. die von Th. Schröder veröffentlichten Beobachtungen und Urteile von Geistlichen [Sexual-Probleme, 1914, 3]).

Aber in dem vorliegenden Zusammenhange interessiert nur die Phylogenese der Religion und ihre Beziehung zur Geschlechtlichkeit. Von „geisteswissenschaftlicher" Seite hat namentlich G. Runge (Religion und Geschlechtsliebe, Halle 1909) das Problem behandelt, freilich vom Standpunkt eines „platonisch-aristotelisch-christlichen Idealismus" aus, daher ebenfalls nicht mit der wünschenswerten Unbefangenheit, dennoch aber in sehr beachtenswerter und aufschlußreicher Weise. Im übrigen vgl. zu diesem ganzen Komplex von Fragen die zusammenfassende Darstellung bei Bloch: Das Sexualleben. Berlin 1909.

[13]) Die Frau in den indischen Religionen. Arch. f. Frauenkde. u. Eugenik. 1916/17.

klären, daß der Mann, der dieser seiner ersten Pflicht nicht nachkommt, auch kein Recht hat, die für den Götterkult vorgeschriebenen Zeremonien zu vollziehen, das heilige Feuer zu entzünden und die täglichen Opfer darzubringen ...... Die alten brahmanischen Gesetzbücher definieren daher auch die Ehe als eine Vereinigung von Mann und Weib zur Hervorbringung von Nachkommenschaft und zum gemeinsamen Vollzug der religiösen Bräuche"[13a]).

Ließ Simmel[14]) sein Urteil über die Herkunft und Beziehung der Fruchtbarkeitsgebote, indem er ihnen einen religiösen Ursprung anscheinend überhaupt aberkennt, wohl von den besonderen Verhältnissen im Mosaismus zu stark beeinflussen, so dürfte umgekehrt auch der Versuch F. Köhlers[15]), gerade an dem alttestamentarischen „Seid fruchtbar und mehret euch" die religiöse Grundlage und Bedingtheit der Fortpflanzungsforderung und des Willens zur Nachkommenschaft nachzuweisen, m. E. wenig glücklich sein. Im Gegensatz zu den arischen Religionen sind die semitischen ganz allgemein phantasielos. Sie kennen weder Mythos noch Mystik und bedeuten nach einem Worte von Renan „ein Minimum von Religion"[16]). Das bedingt Wert und Unwert der altsemitischen Kulturen und kennzeichnet auch insbesondere die Lehre des Alten Testamentes. Sie ist — was die einen ihr zur Stärke, die anderen zur Schwäche anrechnen, als Tatbestand aber alle Unbefangenen anerkennen — nicht „Glaube", sondern „Wissen" und hat deshalb, wie schon L. Philippson in seiner „israelitischen Religionslehre"[17]) als eines ihrer unterschiedlichen Merkmale hervorgehoben, keine Geheimnisse; darum fehlt ihr auch der Unsterblichkeitsglaube und die Ahnenverehrung. Freilich können auch ihr, die dem Boden vorderasiatischer und ägyptischer Geisteskultur entwuchs, animistische Vorstellungen nicht fremd gewesen sein[18]). Und die babylonisch-assyrische Anschauung von den Totengeistern, die den Menschen schaden, wenn ihrem Leichnam nicht die gebührende Ehre erwiesen wurde, erscheint im Alten Testament in der Nuancierung, daß die Seele des unbegrabenen Toten selber leidet. Nach Merz[19]) gab es vor allem einen Glauben an die geisthafte Weiterexistenz der Erschlagenen, deren Seele nicht Ruhe finde, ehe ihr nicht durch Blutrache Sühne verschafft

---

13a) Über den früher bereits angedeuteten Zusammenhang zwischen Adoption und Ahnenkult vgl. den lehrreichen Aufsatz von Erdmannsdörffer: Das japanische Adoptionswesen, Sonntagsbeil. d. Voss. Zeitg., 1914, Nr. 8.

14) A. a. O.

15) Bevölkerungspolitik und Religion. Neue Generation, 1916, 11/12.

16) Nouvelles considérations sur les peuples sémitiques. Journ. asiat. 1859. Renan hat auch zutreffend erkannt, daß die Hauptschwäche der semitischen Begabung, die geringe Phantasie, mit dazu beigetragen hat, die israelitische Religion entstehen zu lassen.

17) Leipzig 1861.

18) Vgl. hierzu u. a. die Fußnoten 52 bis 56, Heft 1, Bd. 44 des Archivs für Sozialwissenschaft und Sozialpolitik, in der von einer ungeheuren Gelehrsamkeit und Gedankentiefe zeugenden Arbeit Max Webers: Die Wirtschaftsethik der Weltreligionen, — der auch sonst für die hier erörterten Zusammenhänge mancherlei Tatsachen und Anregungen zu entnehmen sind.

19) A. a. O.

worden ist, und Torge[20]) hat sogar in allerengster Anlehnung an E. Rohdes Psyche versucht, die ganze Erscheinung der Blutrache bei den Israeliten ausschließlich unter diesem Gesichtspunkte zu verstehen. Auch Löhr[21]) erinnert in diesem Zusammenhange an mancherlei Ideen und Symbole eines altisraelitischen Totengeister-Glaubens und damit Totenkultes. Aber trotz alledem: die rein mosaische Lehre hatte für sie keinen Raum gelassen; sie nahm das Problem des Todes und eines Lebens nach ihm nicht in sich auf, sondern versagte einem dahinzielenden metaphysischen Bedürfnis jegliche Befriedigung, die es sich außerhalb der jüdischen Religion durch Annahme fremder Ideen und Gebräuche erst später verschaffte[22]). Von den Persern und von den Griechen her drang der Jenseitsgedanke in das Judentum ein, wenn es auch der Heroismus des alttestamentlichen Glaubens gewesen ist, der, indem er die Frage aufwarf: Wie wird der verstorbene Fromme des künftigen Glückes teilhaftig? — die Hoffnung auf ein Jenseits entwickelte. Aber nur eine starke Befruchtung durch die religiösen Vorstellungen indoeuropäischer Menschheitsgruppen konnte auf diesem Boden den ganz unjüdischen, überhaupt unsemitischen Glauben an eine individuelle Auferstehung keimen lassen.

„Erhöht und geheiligt werde sein großer Name in der Welt, die er dermaleinst verjüngen wird, indem er die Toten auferstehen heißt

---

[20]) Seelenglaube und Unsterblichkeitshoffnung im Alten Testament. Leipzig 1909. Zit. nach Merz, a. a. O.

[21]) Israels Religion im Lichte der altorientalischen Geisteskultur. Jahrb. f. jüd. Gesch. u. Literat. 1916.

[22]) Es ist interessant zu beobachten, wie in neuerer Zeit fortgesetzt von seiten jüdischer Autoren der Versuch gemacht wird, der jüdischen Religion einen besonderen Gehalt an Mystik, Mythos, Phantasie zuzuweisen. Diese Tendenz beruht offenbar auf dem Wunsch nach einer Renaissance der altjüdischen Kultur und einer Rückgewinnung der dem Judentum entfremdeten Stammesgenossen, andererseits auf der Einsicht, daß unter den Gebildeten und Strebenden religiöse Sehnsuchten und Bedürfnisse erwacht sind, denen die jüdische Glaubenslehre nicht genügen kann. Jene Versuche berufen sich, soweit ich sehe, auf die nach allgemeinem Urteil besonders lebhafte „orientalische" Phantasie, auf die angeblich so reiche Symbolik des Alten Testaments, auf die unbestritten von tiefer Metaphysik erfüllte Prophetie, schließlich auf die Erscheinungen der Kabbala und der Chassidim. Die Führung des Nachweises, daß diese Versuche durchweg auf (untereinander verschiedenen) Abwegen wandeln und völlig fehlgehen, gehört nicht in den Rahmen der vorliegenden Untersuchung. — Im übrigen sei bei dieser Gelegenheit die Selbstverständlichkeit in Erinnerung gebracht, daß das antike Judentum und die jüdische Religion aus so zahlreichen heterogenen Bestandteilen sich herausgebildet haben, daß sie nicht etwa einheitliche Größen und Werte darstellen, und daß sie der ethisch-kulturellen und religiös-philosophischen Beurteilung ein ebenso kompliziertes Mischproblem darbieten, wie die jüdische Rasse der biologisch-anthropologischen Betrachtung. Wie aber trotzdem das Judentum unstreitige Wesenseigentümlichkeiten, die es selbst kennzeichnet und von anderen Rassen unterscheidet, aufweist, so kann auch von dem Judentum als Religion Wesentliches herausgehoben und in Gegensatz zu anderen Religionen gesetzt werden, insbesondere zu denjenigen, deren psychischer Ursprung auf die Konzeption der Seelenidee und die darauf beruhende Spaltung des menschlichen Wesens in Leib und Seele zurückgeht. Das aber ist die Grundlage aller höchstentwickelten Religionsformen (und philosophischen Systeme), denen als dualistischen die jüdische Religion und ihre monistische Weltanschauung gegenüberstehen. Wenn L. v. Wiese (a. a. O.) unterschiedslos „Christentum, Judentum, Brahmanismus, Buddhismus u. a." als solche Religionen aufführt, „die auf einer pessimistischen Beurteilung des irdischen Daseins ruhen" und in denen die Forderung der Askese eindrucksvoll wiederkehre, so ist das nur schwer zu verstehen.

und sie einführt ins ewige Leben" — lobpreist das jüdische Kaddischgebet, das für das Seelenheil Verstorbener den Hinterbliebenen, besonders den Söhnen zu verrichten obliegt. Schon in einer der ältesten Schriften der talmudischen Literatur[23]) wird der Gedanke ausgesprochen, daß die Hinterbliebenen durch Gebet und gute Taten das Seelenheil ihrer verstorbenen Angehörigen fördern können; umgekehrt findet sich im Talmud der Brauch erwähnt[24]), die Grabstätten der Verstorbenen aufzusuchen „damit ihre Seelen bei Gott Fürbitte für uns halten". Allmählich wurde der Glaube an ein Jenseits, der Totenkultus und die Ahnenverehrung Bestandteil auch der jüdischen Religion, und fromme Juden nennen ihren Sohn, zumal, wenn er der einzige ist, ihren „Kaddisch". Aber diese Ideen und Gebräuche haben niemals eine führende Rolle im Judentum gespielt, denn dieses ist im Wesen und Grunde auf Verlängerung, Erhaltung und Vervollkommnung des Lebens auf der Erde gerichtet[25]). „Du aber wähle das Leben, damit du lebest, du und deine Nachkommen", heißt es im 5. Mos. 30, 20. Und Siegfr. Lehmanns tiefe „Gedanken aus dem Felde über Tod und Religion" [26]) verdeutlichen in ungemein fesselnder und nachdenklich stimmender Weise, wie wenig die rein jüdische Religiosität sich mit dem Jenseits und der Unsterblichkeit der Seele abzufinden vermag und wie tief hier der Gegensatz zu der Religionspsyche des gläubigen Christen sich fühlbar machen kann. — Nach alledem: Moll[27]) ist im Recht, wenn er die Annahme Westermarcks, bei den Juden wurzle der Wunsch nach Sprößlingen, besonders Söhnen, in der Auffassung, die Geister der Verstorbenen würden durch die Huldigungen, die sie von ihrer männlichen Nachkommenschaft erhalten, beglückt, als durchaus irrig zurückweist, weil das Judentum, d. h. die unverfälschte mosaische Lehre, solche Huldigungen nicht kennt[28]). Ihr Fruchtbarkeitsgebot hat vielmehr ein anderes Fundament: dasselbe wie alle ihre Gebote und Satzungen, nämlich den Volksgedanken. Merz[29]) freilich stellt rein materielle Motive in den Vordergrund, indem er darauf hinweist, daß jedes Glied der Familie unter den besonderen Sozialverhältnissen in Israel ein besonders kostbares Gut bedeutete: in allen Rechts- und Machtfragen verschaffte eine zahlreiche Familie die Oberhand. „Darum stand unter Israels Idealen der Besitz einer großen Familie obenan." Das mag für die Praxis und für die Einzelfälle im wesentlichen zutreffen, wird aber selbst dem realistisch denkenden Israel und dem geistigen

---

[23]) Sifre zu Deuteron, 21, 8. Zit. nach Bar-Ami. An den Pforten der Ewigkeit. Ost und West, 1917, 9.

[24]) Thaamitt, 16a. Zit. nach Bar-Ami, a. a. O.

[25]) Vgl. hierzu z. B. Wilh. Jerusalem, Der Kulturwert des Judentums. Der Jude. 1917, 7.

[26]) Der Jude. 2. Jahrg. 1917.

[27]) A. a. O. — Ähnlich auch Stade, zit. nach Merz, a. a. O.

[28]) Nichts mit Ahnenverehrung und Ahnenglauben zu tun hat selbstverständlich der Gedanke, den Lecky (Sittengeschichte Europas, Leipzig 1904, S. 98) der jüdischen Wertschätzung der Fortpflanzung — wohl wenig überzeugend übrigens — mit zugrunde legen will — der Gedanke, „daß ein Ahn des Messias erstehe". Ähnlich auch bei Ploß-Renz, a. a. O., u. a.

[29]) A. a. O.

Gehalte auch seines religiösen Fruchtbarkeitsgebotes, nicht gerecht. Das Fortleben zwar nicht als Individuum, aber als Teil der jüdischen Gemeinschaft fordert die jüdische Religion mit ihrem „Vermehret euch". Sie legte dem Manne die Pflicht auf, die Erde bevölkern zu helfen, auf daß Israel nicht untergehe. Die Kennzeichnung als „ewiges Volk" und die von Gott als Trost oder Belohnung oft ausgesprochene Verheißung, den Samen des Sterbenden mehren und über alle Völker erhöhen zu wollen, bestätigen diese dem Charakter des Judentums als einer „Nationalreligion" entsprechenden Auffassung. Zweifellos ist auch das nicht eine in engerem Sinne religiöse Idee, sondern es bekundet sich in ihr eine jener Eigenarten des Judentums, die Kant[30]) ihm die Anerkennung als Religion überhaupt verweigern und den jüdischen Glauben nur als „Inbegriff bloß statutarischer Gesetze, auf welchem eine Staatsverfassung gegründet war", gelten ließ[31]).

Diese ausführliche Klarlegung der besonderen sozial-religiösen Bedingtheiten des altjüdischen Fruchtbarkeitsgebotes schien mir erforderlich im Hinblick auf die historische und psychische Grundlage unserer abendländischen Sexual-Kultur (und -Unkultur). In Hinsicht auf diesen Zusammenhang erscheint auch die alttestamentliche Erzählung von Onan von besonderer Bedeutung, namentlich, wenn man in der von Ferdy[32]) vertretenen Auffassung mehr als eine geistreiche Hypothese zu sehen vermag. Er glaubt nämlich in Onan nicht so sehr eine historische oder sagenhafte Persönlichkeit zu erkennen, nicht ein Einzelwesen, sondern den typischen Repräsentanten einer Vielheit, die mythische Inkarnation einer allgemeinen Volkssitte, die während einer Übervölkerungsperiode sich herausgebildet hatte. „Im Laufe der Sturm- und Drangperiode des Hebräervolkes, einer durch Jahrhunderte sich erstreckenden Kampf- und Eroberungs-Epoche" — heißt es bei Ferdy dann weiter — „strebten die Jahveh-Priester, die erblichen Träger nationaler Eroberungs-Politik, die Sitte ‚des großen ägyptisch-hebräischen Nationalökonomen Onan' nach Kräften zu verpönen. Gefährdete sie doch die beständige, die dauernde Kriegsbereitschaft auf das ernstlichste, und war deshalb so recht dazu angetan, den patriotischen Zorn der Priester und des Nationalgottes zu erregen: ‚Percussit eum dominus, quod rem detestabilem faceret'. Mit Aufrichtung des Reiches Israel, im 11. Jahrhundert, scheint auch die Proliferations-Moral der Jahveh-Priester-Chauvins gesiegt zu haben, die Psalm 127" (dessen Abfassung nach Fr. Delitzsch

---

30) Die Religion innerhalb der Grenzen der bloßen Vernunft, Seite 134/35 der Reclam-Ausg. v. Kehrbach.

31) Aber es ist doch ein Unterschied zwischen der Idee der jüdischen Sexualordnung und Fruchtbarkeitsforderung und etwa der des Lykurg. Jene erstrebte — namentlich A. Pronet (Traité d'hygiène, Paris 1881) hebt diesen Gegensatz hervor — die Erhaltung der mosaischen Glaubenslehre und der Rasse, während der spartanische Gedanke politisch und patriotisch orientiert war, und im wesentlichen auf eine militärische Organisation und Hygiene zielte. A. Nossig (a. a. O.) formuliert den Gegensatz so: „Ihr sollt mir sein ein Volk von Priestern" — sagt Moses. „Ihr sollt mir sein ein Volk von Kriegern" — sagt Lykurg.

32) Sittliche Selbstbeschränkung. Behagliche Zeitbetrachtungen eines Malthusianers. Hildesheim 1904.

in die nachexilische Zeit Zerubabel-Josuas, etwa 537 v. Chr. fällt) „also verkündet: ‚Siehe ein Erbteil vom Jahveh sind Söhne und Leibesfrucht eine Belohnung. Wie Pfeile in der Hand des Starken, so die Söhne, die von Eltern in blühender Jugendkraft gezeugt wurden. Heil dem Manne, der seinen Köcher davon voll hat; die werden nicht zuschanden, wenn sie mit ihren Feinden reden im Tor'." Aus diesen Worten spricht in der Tat eine Art politischer und nationaler Betrachtungsweise des Zeugungs- und Fortpflanzungsproblems, wie sie bereits einige Jahrhunderte zuvor von Lykurgos zur Grundlage seiner Gesetzgebung[33]) gemacht worden ist, und die jenen früher erwähnten Unterschied zwischen dem jüdischen und dem griechischen Fortpflanzungsgedanken einigermaßen verwischt; in der Methodik und Praxis freilich bleiben zwischen dem griechischen und dem jüdischen System der Sexualordnung und Zeugungssitte Unterschiede feststellbar, auf die Nossig[34]) u. a. hinweisen.

[33]) Und etwa anderthalb Jahrhunderte später von Plato und Aristoteles zum Bestandteil ihrer Philosophie!

[34]) A. a. O.

IV.

In den Vordergrund der Betrachtung muß nunmehr diejenige Umwälzung der Geister gerückt werden, von der aus die Sexualität des Menschen mit allen ihren Ausstrahlungen unter eine Macht geriet, die selbst zwar, wie alles Gewordene im Vergangenen wurzelnd, dennoch in ihrer Neugestalt von ungeheurer Tiefe und unerhörter Kraft, über die Entwicklung des abendländischen Zeugungsgedankens die Entscheidung heraufführte. Sicher nicht die letzte, aber die bisher gewaltigste und erschütterndste.

Vom Christentum ist selbstverständlich die Rede. — Es ist andeutungsweise schon darauf hingewiesen worden, daß das Evangelium, wie jede „echte" Religion, weltflüchtig und asketisch ist. „Die einen verkündigen diese Erkenntnis" — schreibt Adolf Harnack[1]), freilich indem er das Wort ‚Erkenntnis' in abweisend-kritisierende Anführungsstriche setzt — „mit Teilnahme und Bewunderung, ja sie steigern sie zu der Behauptung, eben in dem weltverneinenden Charakter liege, wie im Buddhismus, der ganze Wert und die Bedeutung der genuinen christlichen Religion beschlossen. Die anderen betonen die weltflüchtigen Lehren des Evangeliums, um dadurch seine Unvereinbarkeit mit den modernen sittlichen Grundsätzen darzutun und die Unbrauchbarkeit dieser Religion zu erweisen." Den „eigentümlichen Ausweg", den die katholischen Kirchen gefunden haben, nennt Harnack „ein Produkt der Verzweiflung": sie erkennen nämlich den weltverneinenden Charakter des Evangeliums an und lehren dementsprechend, daß das eigentliche christliche Leben nur in der Form des Mönchtums — das ist die vita religiosa — zum Ausdruck komme; aber sie lassen ein „niederes" Christentum ohne Askese als „noch ausreichend" zu. Dieses Kompromiß zwischen Religion und Leben ist aber nicht mehr ein Verzweiflungsakt als der Versuch des Protestantismus, namentlich des sogenannten liberalen, und z. B. Harnacks selbst, die lebenverneinende, asketische Tendenz der christlich-religiösen Idee überhaupt abzuweisen. Der christliche Gedanke würde kein wahrhaft religiöser Gedanke sein, wenn er „von dieser Welt" wäre und nicht vielmehr alles Irdische verachtete und verleugnete. So feierte ihn Schopenhauer, so Tolstoi, so auch Hegel, der das Christentum die Religion des unglücklichen Bewußtseins nannte. Ihr Wesen, ganz wie das des Buddhismus, nur weniger stark und folgerichtig in seiner Entwicklung und Auswirkung, ist die Verherrlichung,

---

[1]) Das Wesen des Christentums. Leipzig 1902.

Idealisierung des L e i d e n s. Dies vor allem trennt das Christentum vom Judentum [2]) — überhaupt und im Hinblick auf die Stellung zum Geschlechtsleben insbesondere. Dennoch übersieht die weitverbreitete Auffassung, daß erst der christliche Gedanke die Verfehmung des Sexuellen geschaffen und — vermeintlich ganz im Gegensatz zum Judentum — das Geschlechtsleben des Menschen mit dem Stigma der Niedrigkeit gezeichnet habe, ja vollständig Inhalt und Bedeutung der alttestamentlichen Paradiesesgeschichte. In ihr schon wird der Geschlechtsakt mit einem ewigen Fluche beladen, und das Christentum hat diese Tendenz nur noch verschärft. Aber während die Stellungnahme des Verfassers der Paradiesesgeschichte durch die Notwendigkeit bedingt war, die Religion von der Sexualität, mit der sie in den heidnischen Kulten (in den Fruchtbarkeitsmysterien, der Tempelprostitution u. dgl.) aufs engste verbunden war, loszulösen [3]) und das gewaltige soziale und hygienische Werk vorzubereiten, das die mosaische Lehre darstellt, in dieser selbst dagegen und ihren Fortführungen der Fortpflanzungsgedanke geradezu in den Mittelpunkt der Lebens-Idee und -Praxis gestellt wurde, ist die asketische Tendenz des Christentums ein wesentlicher Teil seiner religiösen Idee der Erlösung und des Gottesreiches. Auch in diesem Sinne ist sie nicht etwa ureigen-christlicher Gedanke; sie hat vielmehr in den bei vielen Völkern einer weit hinter dem Christentum liegenden Vergangenheit, und zwar aller Kulturen und Unkulturen (wie auch unter den Kindheitsvölkern der Gegenwart) verbreiteten Vorstellungen, daß gerade Personen, denen die Verrichtung religiöser oder kultischer Handlungen obliegt, unvermählt und ohne Nachkommenschaft bleiben müssen [4]) — mit anderen Worten: in der u r a l t e n u n d u b i q u i t ä r e n I d e e v o n d e r U n r e i n h e i t d e s G e-

---

[2]) H e r m a n n C o h e n freilich nennt (in „Streiflichter über jüd. Religion u. Wissenschaft"; Neue jüd. Mon.-Hefte, 1917, S. 324) die durch die Passionsgeschichte Jesu versinnbildlichte Symbolik des Leidens jüdisch-prophetisches Erbgut, da er in dem 53. Kapitel des Deuterojesaja das literarische Urbild jener zu erkennen glaubt. Von der Schwäche dieses Vergleiches abgesehen, kann C o h e n seiner ganzen apologetischen Einstellung nach nicht wahrnehmen, daß der israelitische Prophetismus kaum mehr jüdisch-semitischen Geistes ist, sondern in der innigen Verbindung des Religiösen mit dem Ethischen, in der Verdrängung alles Kultischen und vor allem in der Universalisierung des Gottesbegriffes die Züge der a r i s c h e n Religiosität trägt. Namentlich der Geist Z a r a t h u s t r a s spricht aus den Propheten.

[3]) Siehe Fußnote 16 im Abschn. II. — Vgl. u. a. L u d w i g L e w y, Sexualsymbolik in der Paradiesgeschichte, Imago, V, 1917, 1. — R a d e (Die Stellung des Christentums zum Geschlechtsleben, Tübingen 1911) dagegen u. a. wollen in der Geschichte des Sündenfalls nicht eine Kritik des Geschlechtsverkehrs, sondern nur eine Erklärung der Tatsache des Schamgefühls, der Geburtsschmerzen der Frau und der Mühsal der Arbeit sehen. „Zusammenhänge werden da geahnt und angedeutet, aber keine Lehre, kein Dogma wird aufgestellt, die das Geschlechtsleben als solches als Sünde brandmarken." Diese Interpretation weicht offensichtlich dem wesentlichen Gehalt der Erzählung aus und bleibt an der Oberfläche. Andererseits weist R a d e auf Psalm 51, 7 hin, als die einzige Stelle im Alten Testament, wo das natürliche Geschlechtsleben mit dem Makel der Sünde behaftet zu werden scheine: „Siehe ich bin in sündlichem Wesen geboren und meine Mutter hat mich in Sünden empfangen." Er führt aber demgegenüber die Auslegung durch den konservativen Schriftausleger B a e t h g e n (Der Psalmdichter) an: „Es bleibt nur übrig, daß der Sprecher unehelich oder im Ehebruch geboren ist."

[4]) Von hier aus führt die Entwicklung auch bis zum Priester- (wie Mönchs- und Nonnen-)Zölibat der katholischen Kirche und zum Marienkult.

schlechtsaktes[5]), ihre Vorklänge, und sie ist ja ferner, wie bereits mehrfach hervorgehoben worden ist, ihrem Wesen nach überhaupt ein Postulat aller metaphysisch gerichteten Religionen mit ihrer Trennung von Leib und Seele[6]). Nur ihre Deutlichkeit und Strenge und ihre Geneigtheit zur Versöhnung mit den Bedürfnissen des irdischen Lebens sind sehr wechselnde. Jesus selbst hat eine versöhnliche Gesinnung bekundet, indem er den natürlichen Beruf von Mann und Weib zur Ehe, zum Geschlechtsverkehr zur Kindererzeugung bejahte, und nur die heroische Forderung erhob, „um Gottes willen, wenn eine höhere Pflicht ruft, auf das alles zu verzichten" (Rade[7])). Ist schon in diesem Gedanken der starke Einfluß hellenischer Philosophie zu erkennen, und erscheint andererseits bereits hier die Beziehung zur jüdischen Sexualethik sehr problematisch, insofern es zwar einer ihrer obersten Grundsätze ist, daß Mann und Frau „nicht um eitler Lust willen", sondern nur „um Gottes willen" einander hingeben, aber die Askese ihr vollständig fremd ist[8]), so hat doch erst Paulus mit seiner Lehre vom „Fleisch" und der Aufrichtung des Ideals der „Virginität" alles Jüdische vollends preisgegeben, und die Gedanken der Platoniker und Pythagoräer aufgenommen und fortgeführt. Und „auf dieser Linie ist die Entwicklung zunächst weiter gegangen", bemerkt hierzu Rade[9]). — Trotz alledem ist diejenige Kennzeichnung des Christen-

[5]) Vgl. u. a.: Westermarck, Ursprung und Entwicklung der Moralbegriffe. II. Bd. Leipzig 1909; insbesondere: Das religiöse Zölibat. Sonderveröffentl. i. Sexual-Probleme, 1908, IV, 601 ff. Ferner: Lecky, a. a. O., S. 94 ff. — S. a. Bloch, a. a. O.: „Die Askese ist so alt wie die menschliche Religion und auf der ganzen Erde verbreitet."

[6]) Vgl. u. a.: L. v. Wiese, a. a. O.: „Wo liegen seine" (des Vorhandenseins der Askese) „geschichtlichen Ausgangspunkte? Verfolgt man den Lauf dieses Wahnes durch den leidreichen Gang der Jahrhunderte zurück, so muß man fast bis zu den Quellen des aus dem Dunkel einer naiven Tierheit heraustretenden Menschen zurückgehen. Die frühsten, kindlichen Religionen wußten freilich nichts von ihm, die ersten gesellschaftlichen Organisationen kannten ihn nicht. Erst dort, wo die Ablenkung des menschlichen Interesses von der Erde auf ein irgendwie (anfangs recht primitiv) gedachtes Jenseits erstrebt wurde, beginnt das Mißtrauen gegen den Geschlechtstrieb.... Überall, wo seitdem, nicht nur in den Religions-, sondern auch in philosophisch argumentierenden ethischen Systemen — Erde, Leben und Weib in ihrer Vergänglichkeit als nichtig dem Ewigen gegenübergestellt wurden, stand das Postulat der Askese im Mittelpunkt." — Über die Momente, die vermutlich zur Entstehung der dualistischen Spaltung des menschlichen Wesens in Leib und Seele geführt haben, vgl. auch die Schriften von Max Verworn (Fischer, Jena).

[7]) A. a. O.

[8]) Die Behauptung Sombarts (Die Juden und das Wirtschaftsleben, Leipzig 1911), „daß ein guter Teil der spezifisch-kapitalistischen Befähigung des Judenvolkes auf die partielle Sexualaskese zurückszuführen ist, zu der die jüdischen Männer von ihren Religionslehrern gezwungen werden", kann nur auf jenen Grundsatz der jüdischen Sexualethik, der alle Erotik ausschloß, hinzielen, dessen Kennzeichnung als „partiell-asketisch" aber, zumal die Polygynie durch die jüdische Religion und Sitte freigegeben war, mißverständlich ist. Auf den an Freudsche Theorien sich anlehnenden Gedanken selbst kann hier nicht eingegangen werden.

[9]) A. a. O. Rade wagt im übrigen den Versuch, z. B. Hans Wegener gegenüber, die antisexuelle Tendenz der Lehre Pauli vom „Fleisch" zu leugnen und ihre bloße Uninteressiertheit an der Geschlechtsfrage darzutun, namentlich auch in der Paulinischen Auffassung des „Sündenfalles". — Damit die Bemerkung (oben) von der Preisgabe alles Jüdischen durch Paulus nicht mißverstanden werde, seien hier folgende Ausführungen Max Webers (a. a. O.) wiedergegeben: „Die weltgeschichtliche Tragweite der jüdischen religiösen Entwicklung ist begründet vor allem durch die Schöpfung

tums abwegig, in der zwei im übrigen sehr heterogene Gruppen von Beurteilern sich zusammenzufinden pflegen: die Schwärmer für Hakenkreuz und Wotanskult und für germanisch-rassische Geschlechts-Ideale, sowie die Ästheten und Individualisten, die das Land der Griechen mit der Sexual-Seele suchen. Es wird dem Kern des Problems und der Bedeutung des Christentums nicht nur im Hinblick auf seine Genese, sondern auch und vor allem in bezug auf seine Wirkungen nicht im entferntesten gerecht, wenn ihm vorgeworfen wird, daß er den Beziehungen zwischen Mann und Weib den Stempel der Niedrigkeit aufgedrückt und Heuchelei und Unnatur zum Prinzip erhoben habe. Was die christlichen Kirchen im Laufe der Zeiten aus der christlichen Idee gemacht haben, ist nicht Schuld des Christentums, dessen Verneinung der Welt doch jenem Erlösungsgedanken entsprang, durch den es, wie alle Beziehungen der Menschen untereinander, so auch die geschlechtliche Verbindung, die es im ausgehenden Griechentum inneren Gehaltes bar und tief verödet angetroffen hatte, mit tiefem Gefühl erfüllte und auf dieser seelischen Grundlage das hochstrebende Gebäude der sittlichen Verantwortung errichtete. „Epigrammatisch zugespitzt" — schreibt Eduard Heinemann[10]) — „erscheint der Gegensatz zur Antike in den ehelosen Ehen jener Urchristen, die sich freudig dem edlen Gefühl der Liebe überließen und gleichzeitig die als unrein empfundenen Regungen der Natur unterdrückten". Aus der Verschmelzung der beiden Extreme konnte erst die geschlechtliche Liebe erwachsen, die in diesem Sinne gerade eine Schöpfung des Christentums ist. Eben das freilich gereicht ihm im Urteil der vorhin genannten Gruppen zum Tadel, die in der Liebe — mit Recht — den Feind sowohl sittlich unbekümmerter, rein ästhetisch orientierter Sinnesart, wie züchtungspolitischer Zweckbedachtheit erkennen.

Das äußere Mittel, durch welches das Christentum den umwälzenden Einfluß auf die Geschlechtsordnung und den Fortpflanzungsgedanken der abendländischen Kulturwelt gewann, ist die Forderung und grundsätzliche Durchsetzung der Monogamie und des monogamischen Familienlebens. Aus den bis dahin rein sozialbürgerlichen Institutionen Ehe und Familie wurden damit ethisch-religiöse, die an der Idee der Seelenvereinigung von Mann, Weib und Kind dann weiterhin sich zu geheiligten oder gar sakramentalen Begriffen erhoben. Das soll nicht bedeuten, daß die Idee der Seelenvereinigung durch die Ehe erst oder gar nur

des ‚Alten Testaments'. Denn zu den wichtigsten geistigen Leistungen der Paulinischen Mission gehört es, daß sie dieses heilige Buch der Juden als ein heiliges Buch des Christentums in diese Religion hinüberrettete, und dabei doch alle jene Züge der darin eingeschärften Ethik als nicht mehr verbindlich, weil durch den christlichen Heiland außer Kraft gesetzt, ausschied, welche gerade die charakteristische Sonderstellung der Juden: ihre Pariavolkslage rituell verankerten. Man fragt sich, um die Tragweite dieser Tat zu ermessen, was ohne sie eingetreten wäre. Ohne die Übernahme des Alten Testamentes als heiligen Buches hätte es auf dem Boden des Hellenismus zwar pneumatische Sekten und Mysteriengemeinschaften mit dem Kult des Kyrios Christos gegeben, aber nimmermehr eine christliche Kirche und eine christliche Alltagsethik."

[10]) Das Sexualproblem der Jugend. Jena 1913.

aus dem Christentum geboren sei. Davon könnte im Ernst nicht gesprochen werden. Zunächst war es ja nur ein Fortschreiten längs einer gegebenen Entwicklungstendenz, den Gedanken der Seelengemeinschaft zwischen Erzeuger und Kind zu dem der Seelengemeinschaft auch zwischen Erzeuger und Gebärerin zu erweitern. Ferner aber ist dieser Schritt ganz abseits und unabhängig von und lange Zeiträume vor dem Erwachen des Christentums in anderen Kultursphären ebenfalls getan worden [11]). Aber gerade denjenigen Menschheitsgruppen, denen das Christentum entwuchs, ist dieser Gedanke fremd gewesen. Den Juden völlig und durchaus; bei den Hellenen würden höchstens die ersten Keime zu einer solchen Idee auffindbar sein. So ist in der Tat für unser Kulturgebiet die Vorstellung von der Ehe als einer Seelenvereinigung als eine christliche zu bezeichnen, und spezifisch christlich schlechthin ist der Niederschlag dieser Idee (zumal als einer religiös-ethischen, nicht züchtungs-politischen oder sozial-hygienischen) zur unlöslichen Einzelehe [11a]).

Freilich sind in diesem Verlaufe mancherlei Schwankungen zu beobachten. Aber die Richtlinie der Entwicklung ist damit gezeichnet. Sie ist nicht eine einheitliche. Indem die Monogamie und die monogamische Familie einerseits die Freude am Nachwuchs erhöhte oder neu zur Geltung brachte, setzte sie andererseits — mit Chr. v. Ehrenfels [12]) zu sprechen — den „Fortpflanzungstrieb" „auf Hungerkost". Von ihrer besonderen Bedeutung, namentlich auch im Zusammenhange mit der kapitalistischen Wirtschaftsordnung, für die Wandlungen des Fortpflanzungs-Gedankens und -Willens wird noch zu sprechen sein. Hier sei zunächst die Entwicklung kurz angedeutet, die in der unmittelbaren Stellungnahme des Christentums zu dem Zeugungsproblem wahrzunehmen ist [13]).

---

11) Vgl. z. B. Kohler in „Mann und Weib", a. a. O.

11a) Die Zusammenhänge zwischen Leben und Einehe einerseits und Christentum andererseits sind von Rosenthal nicht richtig gesehen, wenn er in der Vorrede zu seiner sehr anregenden Untersuchung über „Die Liebe, ihr Wesen und Wert" (Dresden 1912) die Liebe als „einen Akt der Notwehr der Gesellschaft gegen die vornehmlich vom Christentum ihr aufgezwungene Einehe" bezeichnet. Die Liebe und die Monogamie sind gleichermaßen Schöpfungen des Christentums: — jene die grundsätzliche Idee, diese das soziale Mittel. Darum geht auch die Deutung Rosenthals (a. a. O.), daß die Liebe „ein grandioser Versuch" sei, die Dauerehe zwischen einem Mann und einem Weibe „erträglich und überhaupt möglich zu machen", — ebenfalls fehl. Umgekehrt würde es richtiger sein. Dagegen trifft die Auffassung Rosenthals wohl für die realen Tatbestände in weiterem Umfange insofern zu, als sie zeigen, daß die „Liebe" oft erst auf dem Boden der Monogamie allmählich sich herausbildet und diese den Willen zur Liebe weckt und sich durchsetzen läßt. Freilich ist das Gegenteil, daß die Ehe „das Grab der Liebe" wird, nicht seltener!

12) A. a. O.

13) Die Stellung des Christentums zum Geschlechtsleben und seine Wirkung auf die geschlechtlichen Sitten und Moralanschauungen werden in fast allen eingehenden sexualhistorischen und sexualethischen Darstellungen mehr oder weniger ausführlich erörtert. Die Bewertung ist eine sehr verschiedene, wie aus den beiläufigen Bemerkungen oben hervorgeht, aber fast niemals eine wirklich angemessene. Bei den christlich-apologetischen Schriften über das Thema fehlt es in der Regel an ausreichender Kritik und Sachlichkeit. Bei den angeblich kritischen hingegen wiegt der

Die berufenen Vertreter des Christentums gegenüber der Geschlechtsfrage sind nach Rade[14]) nur Jesus, Paulus, Augustin, Luther und Schleiermacher. „Niemand sonst gehört in die Reihe dieser Zeugen.“ Dieser Erklärung, obwohl nicht zwingend, darf in diesem Zusammenhange doch aus praktischen Rücksichten gefolgt werden, zumal die genannten Persönlichkeiten mit ihren besonderen Auffassungen und Lehren von Fortpflanzungs-Recht, -Pflicht und -Bewertung zugleich einigermaßen den jeweiligen „Zeitgeist“ widerspiegeln oder doch antezipieren und Zeugen für die Wandlungen auch der Fortpflanzungs-Gedanken und -Willen selbst sind. Über die Anschauungen Jesu und Pauli sei den früheren kurzen Hinweisen noch die Bemerkung Rades[15]) hinzugefügt, daß ihre Stellung zur Zukunft in der Tat „den Wert der Fortpflanzung aufs Niveau der völligen Gleichgültigkeit herabdrücken mußte“. Über Augustin dagegen schreibt Rade folgendes:

„Es war die damals noch mächtige ‚Sekte‘ der Manichäer, welche in schrankenlosem Dualismus Ehe und Kinderzeugung verwarf. Augustin selbst hat sich von Ende seines 19. bis zum Ende seines 28. Jahres im Banne dieser Richtung befunden, ohne daraus die Konsequenz für sein persönliches Leben zu ziehen. In welche inneren Konflikte mußte das ihn bei seiner Sensibilität immer wieder stürzen! Nun als Kirchenfürst verteidigt er die Ehe gegen den Spiritualismus der Manichäer und Gnostiker. Sein fester Grund war dabei die Bibel: das Sacramentum Eph. 5, 32, Jesu und auch Pauli entschiedenes Auftreten wider die Scheidung, das eheliche Leben der Patriarchen und anderer biblischer Vorbilder. Als Zweck der Ehe wird einzig die Erzeugung von Nachkommenschaft von ihm begriffen und verkündet. Dieser Zweck rechtfertigte bei den heiligen Vätern des alten Bundes sogar die Polygamie; denn obwohl sie in ihrer Frömmigkeit bereit gewesen wären, enthaltsam zu bleiben — so gewiß ja auch Abraham bereit war, seinen Sohn Isaak zu töten —, erfüllten sie auf diese Weise die Pflicht, das Volk der Verheißung hervorzubringen, das Christus in den Tagen der Verheißung vorfinden sollte ..... Sind Kinder der einzige Zweck der Ehe, dann ist aller Geschlechtsverkehr auch in der Ehe, der nicht um dieses Zweckes willen geschieht, sündhaft. Darin steht Augustin ganz fest, doch rechnet er solche Sünde nach der im Katholizismus so wichtig gewordenen Unterscheidung nicht zu den ‚Todsünden‘, sondern zu den ‚läßlichen‘, ‚täglichen‘.“ „Augustin hatte“, heißt es an anderer Stelle bei Rade weiter, „einen ungemein lebendigen und tiefen Eindruck von der Einheit des Menschengeschlechtes und seiner Geschichte. Und er besaß zu dem Rätsel des sittlichen Verderbens, das ihn umgab, den Schlüssel in der Abhängigkeit der Nachkommen von

Mangel an Einfühlungsfähigkeit und Unterscheidungsvermögen sowie das Vorherrschen der polemischen Tendenz, und von — dem christlichen Gedanken oder überhaupt einer religiösen Orientierung widerstrebenden Vorurteilen schwerer (vgl. z. B. die geistreiche Schrift von Julian Marcuse, Die sexuelle Frage und das Christentum, Leipzig 1908 — und die gelehrte und interessante Arbeit von Nyström, Christentum und freies Denken, Berlin 1909, sowie die einschlägigen Kapitel in seinen Büchern: Das Geschlechtsleben und seine Gesetze, Berlin 1904; und: Sexualleben und Gesundheit, Berlin 1911). Mit Recht weist Rosenthal (Die Liebe, ihr Wesen und ihr Wert) darauf hin, daß sich der bemerkenswerte Parallelismus zwischen Religion und Erotik auch darin bekunde, daß beide Lebensgebiete zur Erfassung und Würdigung des Nach- und Einfühlens, unabhängig von verstandesmäßiger Nachprüfung, bedürfen. Über das „Nacherleben“ als Methode der Religionspsychologie (und der Religionsgeschichte) vgl. auch bei Oesterreich, a. a. O.; als Methode der Sexualforschung bei J. Wolf: Sexualwissenschaft als Kulturwissenschaft, Arch. f. Sexualforschg., I, 1. Th. Sternberg (Das geistige Leben und das Gefühlsleben des Mannes; in „Mann und Weib“, a. a.O., 4. Kap., Bd. I) weist die „Genitalpsychologie“ der Naturwissenschaft, die „Sexualpsychologie“ der Geisteswissenschaft zu, „die mit dem Schluß von sich selbst auf andere, mit dem seelischen Verständnis arbeitet“.

[14]) A. a. O.

[15]) A. a. O.

ihren Stammeltern Adam und Eva. . . . . Mochte im paradiesischen Urstande vorgesehen sein, daß von Adam und Eva Kinder erzeugt und geboren würden, physisch nicht anders als nach dem Fall, so war doch für jenen normalen Zustand die Willkür der sinnlichen Leidenschaft ausgeschlossen. Diese ist aber nach dem Sündenfall recht eigentlich das spezifische Merkmal des Geschlechtsverkehrs, auch wo er in der Ehe dem gottgewollten Zweck der Fortpflanzung dient, und so ist eben diese concupiscentia carnalis oder libido, diese Begierlichkeit oder Brunst, zugleich Strafe der ersten Sünde Adams und zugleich Quelle aller Sünde der Adamskinder. . . . ."

Die katholische Kirche hat auf das Moralsystem Augustins ihre Praxis aufgebaut, die protestantische — nicht ebenso konsequent — die ihrige auf Luther. In einer Streitschrift um 1522 erklärt dieser: „. . . ein Mann kann eines Weibes nicht entraten. Ursach ist die: Es ist ebenso tief eingepflanzt der Natur, Kinder zu zeugen als Essen und Trinken". In einem Briefe vom 27. 3. 1525 steht: „Adams Kinder sind und bleiben Menschen, darum sollen und müssen sie wieder Menschen von sich zeugen und kommen lassen." Es handelt sich für Luther — hier ist ein prinzipieller Fortschritt gegenüber der augustinischen und mittelalterlichen Auffassung doch entgegen z. B. der die Bedeutung Luthers in dem vorliegenden Zusammenhange gering wertenden Ansicht von Marianne Weber[16]) offenbar! — in der christlichen Ehe nicht nur ums Kinderzeugen; die beiden sind eins in der Liebe, diese hebt die Freiheit jedes Teiles auf. Rade weist zur Belegung und Verdeutlichung dieser grundsätzlich entscheidenden Auffassung Luthers auf seinen Brief an Spalatin vom 6. 12. 1525. Aber freilich „das Allerbeste im ehelichen Leben, um welches willen auch alles zu leiden und zu tun wäre, ist, daß Gott Frucht gibt und befiehlt aufzuziehen zu Gottes Dienst". Es heißt dann bei Rade im Sinne Luthers weiter: „Christliche Eltern setzen 1. das Werk der Erlösung fort, indem sie der Gemeinde Christi Seelen zuführen, und sie setzen 2. das Werk der Schöpfung fort, indem sie in ihren Kindern nützliche Glieder der menschlichen Gesellschaft ins Dasein rufen zur Fortführung aller natürlich-vernünftigen Zwecke." Von besonderem Belang sind einige Äußerungen Luthers über die Gebärpflicht des Weibes — des Eheweibes natürlich —, in denen man wohl nur bei ganz besonderer Einstellung sowohl der Persönlichkeit Luthers wie dem Geschlechts- und Geschlechter-Problem gegenüber mit Rade etwas „Rührendes", eine „hohe Schätzung des Mutterberufes" und einen „trotzenden, frommen Humor" anzuerkennen und schlechthin zu den Verdiensten Luthers zu rechnen vermag, ohne alle Einwände gegen das Bedenkliche, sogar mit verächtlicher Zurechtweisung der hier Befremdeten und Verletzten. In der Predigt vom ehelichen Leben führt Luther nämlich aus: Ärzte fänden gewaltsame Enthaltung ungesund, in der Tat seien unfruchtbare Frauen schwach und kränklich, fruchtbare gesünder und heiterer: „wenn sie aber auch müde und zuletzt tot tragen, das schadet nichts; laß nur tot tragen, sie sind drum da! Es ist besser, kurz gesund, denn lange ungesund leben." Und man soll ein Weib in Kindesnöten folgendermaßen „trösten und stärken": „Gedenk, liebe Grete, daß du ein Weib bist und dies Werk Gott an dir gefället. Tröste dich seines Willens fröhlich und laß ihm sein

---

[16]) Ehefrau und Mutter in der Rechtsentwicklung. Zit. bei Rade, a. a. O.

Recht an dir; gib das Kind her und tu dazu mit aller Macht; stirbst du darüber, so fahr hin! Wohl dir, denn du stirbst eigentlich im edlen Werk und Gehorsam Gottes.“ Im Zusammenhange mit diesen Anschauungen steht Luthers Stellungnahme zum Ehebruch, für den er die Todesstrafe verlangt, den er aber der unbefruchteten Frau gestattet!

Als das Wesentliche an Luthers reformatorischen Grundsätzen und Lehren wird man mit Rade die Verlegung dessen, worauf es ankommt, in das Innerste der Personen, wodurch „die irdisch-weltlichen, natürlichen Dinge mit ganz neuen Augen“ angeschaut werden mußten, feststellen können. D. h. Luther sah auch in dem Geschlechtsleben und der Kinderzeugung nicht mehr eine nur religiös-dogmatische Angelegenheit, sondern auch eine sittliche. Das ist die Grundlage, auf der sich die gesamte Stellung des Protestantismus zur Geschlechterbeziehung allmählich erhob und ausbaute, als Teilerscheinung jener Fortschritte, die „zusammen den Geist des 20. Jahrhunderts mit seiner Rationalisierung des gesamten Lebens“ erzeugten (K. E. F. Schmitz[17])). Diese Auswirkung freilich war von Luther weder gewollt noch vorausgesehen, und die protestantische Kirche widerstrebt ihr nach wie vor. Sie erkennt zwar an, daß die sexuelle Frage eine Gewissensfrage für jeden Einzelnen sein soll, bekennt sich aber dennoch zu dem biblischen „Seid fruchtbar und mehret euch“ als leitendem Moralgesetz und erklärt den rein erotischen Verkehr schlechthin für „Sünde“. Dessenungeachtet bedeuten Luther und der Anfang des Protestantismus mit seinem „Protest“ gegen die ganze katholische Ehe-Theorie und -Praxis abermals eine entscheidende Wandlung des Fortpflanzungs-Gedankens und -Willens. Eine völlig neue Beleuchtung und Beeinflussung innerhalb der christlichen Geistesbewegung erhielten sie dann erst durch Schleiermacher.

„Welch andere Welt, in die wir nun eintreten“ — beginnt Rade[18]) sein Kapitel über diesen „Propheten der Liebe“. „Eine andere Kultur, eine andere Bildung“. Und seine Gedanken, obwohl geboren aus dem wirklichkeitsfremden und -abholden Geiste der Romantik, sind doch in ihrem wesentlichen Gehalte die Grundlage des Sexuallebens und -empfindens des modernen Kulturmenschen überhaupt geworden. Es ist nicht angängig, das Verhältnis Schleiermachers zum Zeugungsproblem durch Zitate aus seinen Schriften zu belegen: im einzelnen untereinander zu widerspruchsvoll, weil aus bestimmten Erlebnissen und Stimmungen erwachsen, würde nur eine Gesamtdarstellung die wünschenswerte Deutlichkeit ermöglichen. Es sei hier — außer auf Rades Auseinandersetzung — auf den interessanten, aber nicht unbefangenen Versuch v. Rohdens[19]) verwiesen, die Stellung Schleiermachers zur Sexualität klarzustellen, im übrigen aber, weil für

[17]) Arch. f. Rassen- u. Gesellschaftsbiol., 1917, S. 226.
[18]) A. a. O.
[19]) Die sexuelle Frage und der Protestantismus. Sexual-Probleme, 1910.

das vorliegende Thema von besonderem Belang, nur an das 6. seiner zehn Gebote aus dem Athenaeum (1789) erinnert: „Du sollst nicht absichtlich lebendig machen“, wozu er in dem dritten der „vertrauten Briefe“ folgenden Kommentar gibt: „Absicht soll nirgends sein in dem Genuß der süßen Gaben der Liebe, weder irgendeine sträfliche Nebenabsicht, noch die an sich unschuldige, Menschen hervorzubringen — denn auch dies ist anmaßend, weil man es doch eigentlich nicht kann, und zugleich niedrig und frevelhaft, weil dadurch etwas in der Liebe auf etwas Fremdes bezogen wird“. Freilich heißt es dann sofort: „Ebensowenig aber gefällt es mir, wenn die Lust als Instinkt erscheint, der nicht weiß, was er will, oder als Begierde, die auf die unmittelbare Empfindung gerichtet ist“, aber, wenn damit auch der willkürlichen Trennung von Geschlechtsverkehr und Zeugung — das Wesentliche an dem modernen Sexual-Problem! — die sittliche Rechtfertigung wohl hat versagt werden sollen, so kann diese doch logischerweise nicht mehr aus dem Schleiermacherschen Ideenkreise ausgeschlossen werden, in dem vor allem zwei Gedanken sich herausheben, die Saathof[20]) in seiner Einführung zu der von ihm herausgegebenen Auswahl aus Schleiermachers Briefen, Schriften und Reden folgendermaßen kennzeichnet:

„Die alte kirchliche Auffassung der Geschlechtslust als Sünde ist von Schleiermacher durchaus überwunden, während die bei Luther trotz seiner Hochschätzung der Ehe, deren Herrlichkeit er so oft gepriesen hat, noch stark nachwirkte. Die Geschlechtsliebe und der Geschlechtstrieb werden anerkannt als ein natürliches, von Gott geschenktes Gut, das geadelt wird durch den sittlichen Geist. Durchdringung des Sinnlichen und Geistigen in der Geschlechtsliebe wird gefordert, und dadurch die geschlechtliche Sinnlichkeit auf die Stufe des Sittlichen emporgehoben. Der andere Gedanke, den Schleiermacher nach Anregung des romantischen Lebensideals für die Ehe kräftig betont hat, ist der der sittlichen Eigenart, die gerade in der Gemeinschaft von Mann und Weib sich auszubilden hat, die Ehe ist die Gemeinschaft von zwei Individualitäten, die auf gegenseitige Ergänzung angelegt sind und dann in geheimnisvoller Weise sich anziehen, sich gegenseitig sittlich fördern und durch völlige Lebensgemeinschaft zu einem Willen, ja zu einem Wesen miteinander verschmelzen. Dementsprechend wird der Zweck der Ehe ganz in die sittliche Gemeinschaft der Gatten verlegt, es wird von der göttlichen Naturbestimmung der Geschlechtsgemeinschaft, der Fortpflanzung der Menschheit zu dienen, abgesehen, und die Geschlechtsgemeinschaft als Liebesgemeinschaft gewürdigt.“

Das alles heißt nichts Anderes, als daß mit Schleiermacher (selbstverständlich nicht durch ihn) die personale Phase in der Sexualgeschichte der westeuropäischen Menschheit einsetzte, nach den vorangegangenen verwandtschaftlichen und familialen Epochen im Sinne Müller-Lyers[21]). Wie sie sich in Abhängigkeit von den sozialen und den ökonomischen Umwelt-Verhältnissen herausgebildet hat, bleibt noch zu zeigen. Hier ist vorerst nur ihre Entwicklung aus der christlichen Idee einzusehen und Schleiermacher in seiner Stellung zur Sexualethik und zum Fortpflanzungsgedanken als ihr — protestantischer — Repräsentant zu erkennen, so sehr jene auch den Askese-Idealen und Keuchheits-Postulaten der christlichen Religion zu widerstreiten und selbst noch Lutherschem Geist zu widersprechen scheint. Es ist schon früher andeutungsweise betont

[20]) Schleiermacher über Freundschaft, Liebe und Ehe. Halle o. J.
[21]) A. a. O.

worden, daß die persönlich-seelische Liebe dem Christentum ihre Entstehung und Entwicklung verdankt, insofern nur auf dem Hintergrunde des christlichen Weltsystems diejenige seelische Wandlung des europäischen Menschen sich vollziehen konnte, die allein die Synthese von Liebe und Geschlechtstrieb, ja überhaupt erst die Herausbildung des psychischen Zustandes „Liebe" ermöglichte [22]). Damit aber erlitt der Fortpflanzungsgedanke einen neuen Inhalt und der Fortpflanzungswille ein neues Motiv — beides in dem Sinne, daß eine grundsätzliche Schwächung ihrer Kraft und Minderung ihrer Bedeutung eintrat. Dieses Ergebnis aber konnte selbst von der protestantischen Kirche keinesfalls gutgeheißen werden, da auch sie letzten Endes als eine auf Macht und Einfluß gegründete und notwendigerweise zielende soziale Organisation an der Erhaltung eines starken Zeugungswillens bei der Masse ihrer Mitglieder lebhaft interessiert ist. Von diesem Standpunkte aus mit sehr treffendem Ausdruck schreibt Schloßmann [23]): „... wir stehen heute mitten drin in einer neuen Gegenreformation, die sich nicht laut und lärmend vollzieht wie dereinst .... Nein, die neue Gegenreformation spielt sich in der Stille der Wochenstuben ab, in denen verhältnismäßig mehr katholischen Kindern liebevoll die Wiege bereitet wird als evangelischen ...". — Jedoch was seit Schleiermacher im Namen des Protestantismus über die sexuelle und insbesondere die Fortpflanzungsfrage erklärt und verkündet worden ist, soll ja — nach Rade [24]) — der Legitimation entbehren und sei deshalb schon mangels grundsätzlichen Belanges hier übergangen. Nur das mag hier noch hervorgehoben werden, daß auch in der protestantischen Kirche für die sittliche Rechtfertigung der Erotik als solcher kein Raum geschaffen werden konnte: der Protestantismus muß aus innerer Notwendigkeit bei allen menschlichen Wandlungen und Beziehungen nach dem sittlichen, d. h. hier im wesentlichen Gott wohlgefälligen Zweck fragen, den er bei dem Geschlechtsverhältnis und bei der Ehe in der Fortpflanzung des Menschengeschlechts als ihrer natürlichen, zur Fortsetzung seines irdischen Reiches von Gott gegebenen Bestimmung sieht — wenigstens neben dem anderen Zwecke der persönlichen Wertförderung der Ehegatten. Im übrigen stellen die meisten protestantischen Sexualethiker — beklagend und nach einem Ausweg suchend — fest, daß „es an der klaren Herausarbeitung der evangelischen Anschauung auf sexuellem Gebiete bis dahin mangelt" (Mahling [25])), und namentlich R. Seeberg [26]) erklärt dieses Schwanken und „Versagen" sehr überzeugend aus dem protestantischen Wesen und der ihm eigenen Verteilung von „Gesetz und Evangelium" heraus [27]).

---

[22]) Vgl. hierzu auch Lucka, Die drei Stufen der Erotik. Berlin und Leipzig 1913; und die tiefschürfende Besprechung dieses Buches durch H. v. Müller: Liebe und Geschlechtstrieb. Sexual-Probleme, 1914/15, Nr. 12.

[23]) Die Frage des Geburtenrückganges. Halbmonatsschr. f. soz. Hyg. u. prakt. Med., 1914, 7/8.

[24]) A. a. O.

[25]) Probleme der Frauenfrage. Zit. von Rohden, a. a. O.

[26]) Der Geburtenrückgang in Deutschland. Leipzig 1913.

[27]) Über die Stellung z. B. des griechischen Katholizismus zum Geschlechtsleben läßt sich einiges Wesentliche aus der Darstellung von Harnack (a. a. O.), über die-

jenige der christlichen Kirchen und Sekten überhaupt, auch noch aus der Schrift von Rattenbusch (Religionsgeschichte, Volksbücher, IV, 1909) erschließen. Die besondere Bedeutung der christlichen Konfessionen für den Fortpflanzungsgedanken und -willen in der Gegenwart hat J. Wolf (a. a. O.) durch folgende Unterscheidung beleuchtet: er stellt das griechisch-orthodoxe Bekenntnis mit der fast instinktiven Sexualbetätigung, das katholische mit der regelmäßig die Zeugungsabsicht einschließenden, den Willen, „Gott in den Arm zu fallen", ausschließenden Sexualbetätigung, das protestantische mit einer auf dem Gefühl der Selbstverantwortung beruhenden Betätigung einander (und der Irreligiosität mit einem nur auf rationalistische Erwägungen gestellten Geschlechtsleben) gegenüber. Zu dieser Darstellung Wolfs hatte ich an anderer Stelle (Fruchtabtreibung, Präventivverkehr und Geburtenrückgang, Sexual-Probleme, 1914, 1) die Bemerkung hinzugefügt, daß hier nur speziell an den konfessionellen Verhältnissen der geistige Entwicklungsgang der modernen Menschheit gekennzeichnet werde, deren Psyche sich überhaupt vom primitiven immer weiter weg zum rationalistischen Typus umbilde, und damit naturgemäß zu einer „Entharmlosung" (W. Stern) des ganzen Geistes- und Gefühlslebens, insbesondere auch des sexuellen führe. Die Zusammenhänge erscheinen selbstverständlich anders, je nachdem sie im Längsschnitt der geschichtlichen Entwicklung oder im Querschnitt der in einer bestimmten Epoche bestehenden Zustände, insbesondere auch der gegenwärtigen Tatbestände, und ferner, je nachdem sie menschheits- und massen-psychologisch oder individual-psychologisch betrachtet werden. Die Aufgabe der vorliegenden Arbeit zielt wesentlich nach den beiderseits erstgewiesenen Richtungen.

V.

Die Bedeutung, die das Christentum für die Umwälzung der abendländischen Zeugungs-Strebungen und -Sitten gewann, beruht selbstverständlich nicht auf einer von allem übrigen Geschehen und Erleben isolierten geistigen Kraft, sondern auf seinen kulturpsychischen und sozialökonomischen Verknüpfungen. Die Gesamtheit dieser hat ihren Mittelpunkt, wie andeutungsweise bereits bemerkt worden ist, in der Monogamie.

„Heute noch lebt die Hälfte der Menschheit polygam, nämlich die mohammedanische, chinesische, indische und afrikanische Welt" — betont Hallermeyer[1]) mit nur unvollständiger Berechtigung, denn für die andere Hälfte, nämlich die christliche, gilt im wesentlichen Schopenhauers[2]) Wort: über Polygamie ist gar nicht zu streiten, sondern sie ist als eine überall vorhandene Tatsache zu nehmen, deren bloße Regulierung die Aufgabe ist. Es handelt sich hier aber nur um anerkannte Grundsätze, sittliche Forderungen, öffentliche Bräuche, nicht um die einzelnen Wirklichkeiten, die bei den nichtchristlichen Menschheitsgruppen in annähernd ebenso weitem Umfange von der polygamen, wie bei den christlichen von der monogamen Regel abweichen. In diesem Sinne ist in der Tat die Monogamie eine Schöpfung des Christentums — freilich schon in ihrer Entstehung zugleich auch das Ergebnis sozialer und psychischer Bedingtheiten, auf die hier aber nicht näher eingegangen zu werden braucht. Es genügt, festzustellen, daß die Einehe und die auf sie gegründete monogamische Familie die Grundlage geworden sind für die sexuelle Kultur und Konstitution der westlichen Hemisphäre. Die kulturelle und die konstitutionelle Bedeutung und Wirkung der Einehe stehen aber nun unzweifelhaft in einem gewissen Gegensatz zueinander, dessen Erkenntnis das Problem „Monogamie oder Polygamie?" niemals ganz aus der Diskussion der Ethiker, Soziologen und Biologen hat verschwinden lassen und es voraussichtlich nach dem Kriege einem besonderen Interesse zuführen wird. Die Diskussion hier aufzunehmen, liegt ein Grund nicht vor, da es sich nur um Feststellungen, nicht um Reformvorschläge und ihre Begründung handelt. Aber der Verpflichtung kann nicht ausgewichen werden, Chr. v. Ehrenfels[3]), dem ernstesten

[1]) Rassenvererbung und Sexualreform. Sexual-Probleme, IX.

[2]) Über die Weiber. Neu herausgeg. u. mit Vorrede versehen von Benedikt Friedländer. Gemeinverständl. Schriften zur Förderung männlicher Kultur, I. Berlin 1908.

[3]) Vgl. hier namentlich die Aufsatzreihen in der Pol.-anthrop. Revue, 1904/05 und in den Sexual-Problemen, 1907; sowie seine „Sexualethik", Wiesbaden 1907; und seine Arbeit: Die konstitutive Verderblichkeit der Monogamie... Arch. f. Rassen- u. Gesellschaftsbiol., 1907.

und beachtenswertesten der modernen „Züchtungsfanatiker“ und somit Gegner der monogamischen Sexualordnung, darin beizustimmen, daß die Monogamie die Fortpflanzungsmöglichkeit, die Fortpflanzungsbewertung, den Fortpflanzungswillen und die Fortpflanzungsgüte — diese gemessen an der durchschnittlichen biotischen Tüchtigkeit des Nachwuchses gegenüber den polygynischen Bedingungen herabgesetzt hat und ceteris paribus notwendigerweise beschränken muß. Denn die Einehe bedeutet ihrer Genese wie ihrem Ziel nach ja nichts Anderes, als daß sie die Beziehungen von Mann und Frau in der Ehe aus einem bloßen Gattungsverhältnis zu einem persönlichen Verhältnis fortbildet. Sie dient ihrem Wesen nach generativen Zwecken nur sekundär und wertet — mit Ehrenfels zu sprechen — die Qualität der Erziehung, also das kulturelle altruistische Moment, weit höher als die Qualität der Zeugung, das konstitutive, stammesgeschichtliche. Dieser Gegensatz wurde desto stärker, je mehr die Eheschließung auf die Voraussetzung geistig-seelischer Beziehungen zwischen Mann und Frau gegründet wurde, d. h. je mehr sie der sittlichen Forderung des Christentums entsprach und je weiter sie in dem sich vollziehenden Prozeß der „aufsteigenden Entwicklung“ bereits vorgerückt war. Die Liebe (bei der man in diesem Zusammenhange nicht an Leidenschaft oder auch nur an tiefe Erotik zu denken braucht, sondern nur an seelisch-sinnliche Sympathie auf Grund persönlichen Wesens und Wertes) als Ehemotiv und als Bindung zwischen den Ehegatten, aber auch die Familienliebe mußte der Wertschätzung der Fortpflanzung entgegenwirken. Bei den Chinesen, die Meng-tseu, der größte Weise Chinas nach Confuzius, lehrte, daß „alle andere Liebe vor der Familienliebe zurückstehen muß, und daß die Forderung, alle Menschen gleich sehr zu lieben, Ketzerei sei“ [4]), ist dieser Grundsatz gerade aus züchterischen Motiven hervorgegangen, und die Gesamtheit der religiös- und sozial-generativen Anschauungen und Einrichtungen Chinas stellte ihn in den Dienst intensivster Hochspannung des Fortpflanzungsgedankens. In der abendländischen Kulturwelt hingegen, unter der Herrschaft der christlichen monogamischen Sexualmoral mußte der Familiengedanke den Zeugungswillen erheblich schwächen, die Zeugungsbewertung sehr beeinträchtigen, zunächst nur erst, indem eine möglichst große Zahl der Kinder aufhörte, das Ziel oder auch nur ein Wunsch der Gatten zu sein, da das Maximum nicht mehr zugleich das Optimum sein konnte; in weiterer Folge aber auch, daß Kinder immer mehr aus einem schlechthin essentiellen zu einem nur akzidentellen Wert der Ehe wurden, und schließlich sogar, daß ihr Wert überhaupt immer mehr sich zu einer Frage für die Ehegatten gestaltete, von diesen nur nach den inneren und äußeren Bedingungen ihrer besonderen Lage zu beantworten und dann — immer häufiger — zu verneinen. So geriet also der Familiengedanke — erwachsen auf der Grundlage der Monogamie — mit dem Stammes- und Staatsgedanken in Widerstreit. Die Kompliziertheit der Erscheinung und die Viel-

[4]) Nach Nossig, a. a. O.

fältigkeit ihrer Bewertungsmöglichkeit wird durch zwei Tatsachen veranschaulicht. Einmal durch die schon früher andeutungsweise erwähnte Übereinstimmung der extremen Individualisten mit den extremen Rassevertretern in der Verfehmung der Einehe, deren angebliche „Heiligkeit“ Max Stirner[5]) „eine fixe Idee“ und Aug. Hallermeyer[6]) „ein Musterbeispiel für die Verlogenheit unserer öffentlichen Moral“ nennt. Monogamie und monogamische Familie sind eine Art „Konkurrenzorganisation des Staates“ (Borgius[7])); und da ist die zweite interessante Beobachtung, daß in Übereinstimmung hiermit gerade die entschiedensten Vertreter des Familiengedankens, nämlich die Juden, am schnellsten und weitesten auf dem Wege zur Minderung des Fortpflanzungs-Gedankens und -Willens vorgeschritten sind[8]), während andererseits gerade in der Schwächung des Familiengedankens die fortschreitende Entwertung der Zeugungsleistung und Abnahme des Zeugungswillens bedingt erscheint. Dieser Widerspruch findet seine Lösung in der Verknüpfung der Monogamie mit der geneonomischen Entwicklung innerhalb der westeuropäisch-amerikanischen Zivilisation. Solange die Familie eine Produktionsgemeinschaft war, im öffentlichen und privaten Leben lediglich der Mann herrschte, die Kultur fast ausschließlich auf dem Ackerbau und dem Krieg beruhte, Staat und Kirche die Ehe als ihre Angelegenheit betrachteten, die Kinder hingegen der väterlichen Verfügung und dem familialen Interesse überließen, konnte auch die Monogamie noch wesentlich mit im Dienste des Fortpflanzungs-Gedankens und -Strebens stehen und wirksam sein. Aber mit der Herausbildung und Entwicklung des Kapitalismus, der allmählichen Industrialisierung und zunehmenden Urbanisierung, der Erstarkung und Differenzierung der Frau, dem Erwachen liberaler und neusozialer Staatsauffassungen mußte die monogamische Sexualordnung den generativen Ideen und Zielen immer mehr entfremdet werden, und schließlich zu einer gewissen Fortpflanzungs-Indifferenz, weiterhin sogar zu einer Zeugungsunlust führen. Das berechtigte Streben der Eltern, ihre Kinder vor sozialem Niedergang zu bewahren, ihnen umgekehrt, wenn angängig, einen sozialen Aufstieg zu ermöglichen, läßt sie unter der Herrschaft einer kapitalistischen Wirtschaftsordnung danach trachten, ihnen ein entsprechendes Erbe an Geld und Gut, an Erziehung und Unterricht zu hinterlassen; das aber bedingt, wenn man, wie Ehrenfels sagt, „von Milliardären und Potentaten absieht“, die Unerwünschtheit vieler Kinder. Jedes Geschwister schädigt und beeinträchtigt das andere. Der Übergang der Agrikultur in die Industriewirtschaft, der ländlichen Seßhaftigkeit in die städtische Bodenlosigkeit setzt den wirtschaftlichen Wert der einzelnen Kinder außerordentlich herab, erschwert ihre Ernährung und Aufziehung, entwurzelt den Vererbungsgedanken, der fest an

---

[5]) Der Einzige und sein Eigentum. Leipzig, Reclam.

[6]) A. a. O.

[7]) Die Ideenwelt des Anarchismus. Leipzig 1904.

[8]) Diesen Zusammenhang hat neuerdings auch Henriette Fürth betont: Die Geburtenfrage bei den deutschen Juden. Zeitschr. f. Statist. u. Demographie d. Juden, XII, 7—12.

die Heimaterde und den Ertrag der Scholle gebunden war und drängt ihn nach der entgegengesetzten Richtung. Liberale Entwicklungstendenzen beginnen das alte Verhältnis von Staat und Individuum in sein Gegenteil zu verkehren, indem nicht mehr dieses um jenes willen, sondern jener um dieses willen da zu sein scheint, und lassen für eine staatliche Ehe- und Zeugungspflicht kaum mehr Platz. Soziale Evolutionen andererseits übertragen das Recht der Eltern an ihren Kindern auf Staat und Gesellschaft und führen zur „Desintegration der Familie" (Müller-Lyer[9])). Die Frauen differenzieren sich mit der eintretenden Notwendigkeit und der reifenden Befähigung zu selbständiger Arbeitsleistung, gewinnen Wert und Bedeutung nicht mehr nur als Weib und Geschlechtswesen, sondern auch als Frau und Persönlichkeit, und steigen damit immer mehr aus einem bloßen Objekt und Mittel des Fortpflanzungsgedankens empor zum Subjekt dieses und zum Träger eines eigenen bewußten Fortpflanzungswillens, der jedoch in verhältnismäßig raschem und zeitlich zusammengedrängtem Ablauf im wesentlichen die gleiche Evolution im Sinne fortschreitender Minderung und Schwächung durchmacht, wie er dies beim Manne über größere Zeiträume hinweg getan hat. Zu den für ihn nach dieser Richtung hin wirksamen Ursachen kommt für die Frau die aus der Monogamie sich leicht ergebende geschlechtliche Überlastung hinzu, aus der, unerträglich namentlich bei der häufig gleichzeitigen Arbeitsüberlastung, sie, zu eigenem Denken und Wollen erwacht, sich zu befreien bestrebt ist[10]). Auch infolgedessen, daß die Monogamie die Fortdauer der geschlechtlichen Beziehungen zwischen Mann und Frau auch unter eine Befruchtung ausschließenden, sei es physiologischen (Schwangerschaft, Alter), sei es pathologischen (Sterilität des Mannes oder der Frau) Voraussetzungen fordert oder doch unvermeidlich macht und billigt[11]), mußte der Fortpflanzungsgedanke außerordentlich in der Schätzung sinken. Die unter sozialen und psychischen Einwirkungen vollzogene Umwandlung der Kaufehe in die Mitgiftehe ferner beseitigte von vornherein das Interesse des Mannes an der „Verzinsung" des aufgewendeten Kapitals in Gestalt und mittels von Kindern, und die immer mehr sich verbreitende Spätehe kürzte die Möglichkeit

---

[9]) A. a. O.

[10]) Vgl. hierzu Max Marcuse, Bürgerliche und proletarische Sexualprobleme der Frau. Dokumente d. Fortschr., 1905, 5. — M. Vaerting (a. a. O. und „Gefahren der Polygamie"; Reichsmedizinal-Anzeiger, 1917, 25, 26) ist der Ansicht, daß umgekehrt nicht so sehr aus der Monogynie für die Frau, wie aus der Monandrie für den Mann die Gefahr der sexuellen Überbürdung droht und durch die Polygynie vollends seine Gesundheit und Persönlichkeit aufs Höchste geschädigt würden. Denn das normale Weib sei sexuell außerordentlich viel leistungsfähiger als der normale Mann, und schon in der Monogamie könne in der Regel die Frau von ihrem Manne nicht befriedigt werden, ohne daß dieser sich geschlechtlich überanstrengt. Auf diese Auseinandersetzungen, in denen zutreffend erkannte physische und psychische Tatbestände jedoch nicht in ihren richtigen Zusammenhängen gesehen und vor allem die generativen Funktionen des Weibes nicht gebührend in Ansatz gebracht werden (s. o.), näher einzugehen, ist hier nicht der Ort. Sie sind sehr nachdenklich und beachtenswert, zum mindesten gegenüber den Wirklichkeiten des Lebens aber nicht stichhaltig.

[11]) Vgl. hierzu Landmann, a. a. O., mit seinem durch Rarität wie Kuriosität interessierenden literarischen Material.

und damit die Wertschätzung der Fortpflanzung. Außerdem hat die Monogamie — unter den sich entwickelnden sozialen Verhältnissen notwendigerweise — den Kreis der nicht zur Ehe gelangenden Mädchen ganz ungeheuer vergrößert, und bei der konventionellen Verfehmung illegitimer Geburten, auch auf diese Weise der Macht des Fortpflanzungsgedankens entgegengewirkt[12]. Die fortschreitende Verpersönlichung des Menschen, des männlichen, wie des weiblichen — zu verstehen sowohl als ein rein psychogener Entwicklungsprozeß wie auch zugleich als die Reaktion auf die soziale und wirtschaftliche Verselbständigung der Individuen — schwächte überdies schon das Bedürfnis nach der „Gesellschaft zu Zweien" (Simmel[13]), d. h. minderte die Ehelust und ließ vollends die Freude am Kindersegen und Familienleben immer mehr verkümmern. Die alte „Zweckehe" verschob entweder ihre früheren Zwecke auf ein dem generativen Gedanken in der Regel fernliegendes Gebiet beschränkt-individualistischer Interessen oder wurde überhaupt als unsittlich oder unerträglich geflohen und durch die „Liebesehe" ersetzt, die ihrer äußeren Genese wie inneren Struktur nach dem Fortpflanzungsgedanken aber ebensowenig förderlich ist. Die Einführung der Zivilehe bedeutete gleichfalls eine Infragestellung des ehelichen Gattungszweckes. Durch die naturrechtliche Auffassung des 17. und 18. Jahrhunderts und die Revolution geschaffen[14], beruhte sie zwar gerade auf der Vorstellung

---

[12]) Beiläufig sei hier hervorgehoben, daß die weitverbreitete Annahme, für diese Verfehmung der Unehelichen sei das Christentum verantwortlich zu machen, oder gar sie sei ein Rest aus dem „finsteren Mittelalter", zu den größten Gedankenlosigkeiten und Irrtümern gehört. Illegitime Nachkommen sind fast nie und nirgends gern gesehen worden, und in allen Kulturphasen herrschte das Bestreben, die „Folgen" illegitimen Verkehrs zu beseitigen. Insbesondere haben mit vielen Naturvölkern auch die Germanen alle außerehelichen Kinder getötet, namentlich die Mädchen, wie J. Grimm — trotz Tacitus — nachwies. Der Nordgermane unterschied dabei nach v. Reitzenstein verschiedene Arten von unehelichen Kindern sehr genau: die von einem freien Weibe in offenem Konkubinat geborenen heißen: hornungr; die vom freien Weib heimlich geborenen: hrisungr; die von der unfreien Mutter geborenen: thyborenn, während die ehelichen Kinder skirgetinn genannt wurden. Zu den häufigsten Motiven für Fruchtabtreibungen und Kindestötungen gehörte von jeher und überall die Scham der Weiber über die Aufdeckung illegitimen Geschlechtsverkehrs. Aber — das ist von grundsätzlichem Belang und unterscheidet die für jene Vorkommnisse und Bräuche maßgeblich gewesene Strenge der sexuellen Anschauungen und Sitten von der modernen Achtung der ledigen Mütter und unehelichen Kinder, daß sie eine religiöse und religiös-soziale Grundlage, nicht eine moralische hatte. Anders ausgedrückt, daß ihre Moral einen religiösen Sinn und eine soziale Begründung hatte, daß sie einen integrierenden Bestand der besonderen Fortpflanzungsidee bedeutete, während unsere Moral in dieser Beziehung unehrlich und unvernünftig — geworden ist, weil für sie eine religiöse und überhaupt geistige Bindung im Ernst nicht mehr besteht und sie unter den erfolgten Veränderungen der sozialen und wirtschaftlichen Umweltbedingungen den Interessen von Kultur, Gesellschaft und Rasse widerstreitet. Damit soll aber nicht etwa der Forderung „mutterschützlerisch", „feministisch" und „neuthisch" orientierter Kreise nach einer normativen Gleichbewertung ehelicher und unehelicher Sexualbeziehungen beigetreten werden. — Im übrigen beginnen jetzt aus bevölkerungspolitischen Erkenntnissen und Strebungen heraus auch diejenigen Kreise eine „Neuorientierung" zu gewinnen, die immer am hartnäckigsten, einsichtslosesten und unduldsamsten an der Ächtung und ruinösen Behandlung der Unehelichen festgehalten haben.

[13]) Die Gesellschaft zu Zweien. Der Tag.

[14]) Vgl. darüber bei Kohler, a. a. O.

von der Ehe als einer Zuchtanstalt und ihrem Naturzwecke der Kinderzeugung, aber indem sie sie des religiösen Wesens entkleidete, nahm sie den Eheschließenden ihre Verantwortung vor Gott und dem Kinder-Zeugen und -Gebären den Charakter einer gottgewollten Abhängigkeit und stellte sie vielmehr unter die Verantwortung und Verfügung der Individuen. So konnte die Einrichtung der Zivilehe, einmal geschaffen, nicht verhüten, daß — während die grundsätzlich und für sie grundlegend gewesene naturrechtliche Auffassung, die innerhalb des Evolutionsprozesses ohnehin nur ein Rückschlag war, überwunden wurde — sie selbst immer mehr in die Gedankenwelt der Menschen eindrang und das gesamte Ehe- und Fortpflanzungsproblem zu einer privaten Vertragsangelegenheit umwandelte. Damit war der fortschreitenden Rationalisierung des Geschlechtslebens der stärkste Antrieb und Nährstoff gegeben, wie aus den Verhältnissen bei derjenigen Menschheitsgruppe ersehen werden kann, die nach wie vor die Ehe als ein Sakrament anerkennt und unzweifelhaft vornehmlich mit aus diesem Grunde den Einflüssen jenes allgemeinen Rationalisierungsprozesses einigermaßen entzogen blieb, um ihm erst neuerdings in demselben Maße, in dem nun auch hier der religiöse Gedanke verblaßt, unterworfen zu werden. Die Ziviltrauung förderte außerdem — nicht etwa nur als äußerliche Nebenwirkung, sondern durch ihr Wesen und ihren Ideengehalt bedingt — die konfessionellen Mischehen, die, weil den vorgeschobensten Posten auf der hier verfolgten psychisch-sozialen Entwicklungslinien darstellend, dem Zeugungs-Willen und -Gedanken besonders ungünstig sind. Ihre außerordentliche Zunahme ist sowohl Folge und Symptom, wie auch Anlaß der fortschreitenden Schwächung des Fortpflanzungsgedankens und -Strebens unserer Zeit, insofern nach den statistischen Untersuchungen von Guradze[15]) „nicht nur die Mischehen vielfach kinderlos, nein auch umgekehrt die allgemeine Kinderlosigkeit oft auf die Mischehe zurückzuführen" ist[16]).

[15]) Die Mischehen in Berlin. Halbmonatsschr. f. soz. Hyg. u. prakt. Med., 1916, 23.

[16]) Bezüglich der besonderen Verhältnisse bei den christlich-jüdischen Mischehen vgl. namentlich Max Marcuse, Die christlich-jüdische Mischehe, Sexual-Probleme, 1912; Die Fruchtbarkeit der christlich-jüdischen Mischehe, Die Umschau, 1913, 33; ferner: Mischehen und Statistik, Halbmonatsschr. f. soz. Hyg. u. prakt. Med., 1916, 24.

VI.

In der Rationalisierung des Geschlechtslebens, die nur einen Teil der — wie bereits hervorgehoben worden ist — durch den Geist der Reformation erzeugten, richtiger: durch ihn eingeleiteten „Rationalisierung des Lebensstiles" (Sombart[1])) überhaupt darstellt, haben als erste A. Grotjahn[2]) und J. Wolf[3]) die Ursache des neuzeitlichen Geburtenrückganges zu erkennen geglaubt. Mit vollem Recht, insoweit sie damit seine Psychogenese haben hervorheben wollen. Im übrigen aber bedarf der von ihnen gefundene Ausdruck einer besonderen Erläuterung — zunächst, weil ja eine Rationalisierung des Geschlechtslebens, wie aus den früheren Darlegungen erinnerlich ist, bereits in jenen fernen Zeiten vor sich gegangen war, als der primitive Mensch zum Bewußtsein des Zusammenhanges zwischen Geschlechtlichkeit und Fortpflanzung erwacht war und begonnen hatte, Kinder zu wollen und zu werten. Und es ist weiterhin gezeigt worden, wie rationalistisch in allen früheren Epochen die Zeugungs-Sitten und -Anschauungen bestimmt worden sind, wieviel Rationalismus in dieser Hinsicht sogar in den Satzungen der antiken Religionen steckte, auch wo diese ganz und gar nicht im Rationalismus wurzelten, wie etwa bei den Juden, deren religiöse Sexualordnung ja durchweg rationalistisch orientiert war. Beruht also die Prokreationsschwäche in unserer Zeit auf einer „Rationalisierung des Geschlechtslebens", so beruhte auf einer ebensolchen auch die Prokreationsfülle in jener Vergangenheit. Aber während die moderne Rationalisierung wesentlich ein individualpsychischer Vorgang ist, der freilich sehr erheblich unter der Einwirkung von Massen- oder doch Gruppen-Suggestionen steht (bevölkerungswissenschaftliche Theorien und bevölkerungspolitische Propaganda, „Mode", „Sitte", „Beispiel", „Zeitströmung", „Standespflichten" u. dgl. mehr[4])), hatte die frühere Rationalisierung hingegen zwar die stammes- und entwicklungsgeschichtliche Entscheidung heraufgeführt, war dann aber individual-psychisch und ontogenetisch, weil selbstverständlich geworden und zu ihrer Realisierung bewußter, zweckbedachter Handlungen oder Unterlassungen nicht bedürftig,

---

[1]) Deutsche Volkswirtschaft im XIX. Jahrhundert. 2. Aufl. Berlin 1912.

[2]) Soziale Pathologie. 1. Aufl. Berlin 1912. S. a. die 2. Aufl. d. Werkes, sowie von demselben Verfasser: „Geburtenrückgang und Geburtenregelung". Berlin 1914.

[3]) A. a. O.

[4]) Vgl. hierzu u. a.: L. W. Weber, Die Bedeutung der Suggestion im Sexualleben. Arch. f. Sexualforschg., Bd. I, 1.

ohne Belang geblieben, insofern die Individuen, um der „Ratio“ ihrer Kulturepoche nachzuleben, im allgemeinen nur der „Natur“ zu folgen brauchten. Wohl ist die Rationalisierung des Geschlechtslebens jener Zeiten in den Gesetzen, Sitten und allen Niederschlägen der Massenpsyche deutlich zu erkennen, aber von einer Überlegung, einem Urteil der Individuen als der Grundlage für ihre generative Betätigung im einzelnen Fall kann allgemein nicht gesprochen werden, solange die Individuen noch Vertreter des primitiven und naiven Sexualtypus waren. Allerdings hat ganz rein der naive Typus, den Martius[5]) den „Kaninchentypus“ nennt, beim Menschen in geschichtlicher Zeit niemals und nirgendwo existiert, aber die „ungezügelte Fortpflanzung“, die darin besteht, daß „die Paare soviel Kinder kommen lassen, als immer nur wollen“ (Grotjahn[6])) war doch die herrschende Methode der Menschenvermehrung, solange nicht auf Grund einer fortgeschrittenen Intellektualisierung des menschlichen Typus das Geschlechtsleben rationalisiert war.

Nun haben freilich auch alle alten Kulturvölker, wenn sie nur eben alt genug geworden und nicht frühzeitig zugrunde gegangen waren, oder aber — wie die Chinesen, auf die alsbald noch einmal hingewiesen werden wird — trotz aller Kultur den Einflüssen der Zivilisation einigermaßen entrückt geblieben sind, die Herausbildung eines rationalen Sexualtypus erlebt. Unter den Einflüssen zivilisatorischer Mächte kann auch bei den einzelnen Individuen eine naive Sexualpsyche auf die Dauer nicht erhalten und bewahrt bleiben, und namentlich im späten Hellas und Rom war die Rationalisierung des Geschlechtslebens unter den Ursachen, richtiger Vorzeichen und Bedingungen ihres ethnischen Unterganges von größtem Belange gewesen. Auf sie und ihre Folgen pflegen alle warnend zu verweisen, die in der modernen Rationalisierung eine Wiederholung jener Entartungs- und Verfalls-Erscheinung zu erkennen glauben, dabei aber in einem grundlegenden Irrtum befangen sind. Denn, was z. B. in Hellas und Rom vor sich ging, war nicht erwachsen aus einer gleichmäßigen Fortbildung des menschlichen Typus und nicht aus einer folgerichtigen Anpassung an kulturelle Entwicklungen. Als Ausdruck nicht eines neu erreichten Personalismus, sondern nur eines rückfällig gewordenen alten Individualismus — verknüpft nicht mit dem Bewußtsein eigener Verantwortung, sondern nur eigenen Rechtes — die Verminderung des generativen Willens und Gedankens nicht durch Leistungen und Wertschaffungen **auf anderen Gebieten** ausgleichend und begründend — bedeutete jene Erscheinung nicht Bereicherung, sondern Verarmung — nicht Reifung, sondern Entwurzelung des sexuellen Lebens nicht nur, sondern des Lebens überhaupt. Die damalige Rationalisierung war eine rein verstandesmäßige, nicht vernunftmäßige; sie war das Ergebnis eines psychischen Prozesses, der nur

---

[5]) In Placzeks Handbuch: Künstliche Fehlgeburt und künstliche Unfruchtbarkeit. Leipzig 1918.

[6]) A. a. O.

zur Intellektualisierung, nicht aber zur gleichzeitigen Ethisierung der menschlichen Individuen geführt hatte, und sich damit als ein mißbildender, degenerativer Vorgang ausweist, der dem Bilde allgemeiner Entartung als Teilerscheinung sich einfügte (Th. Mommsen, Lecky, Seeck u. a.). Und es ist ebenso charaktristisch wie bedeutungsvoll für die antike Rationalisierung des Geschlechtslebens gegenüber der modernen, daß von ihr nur die bürgerliche Oberschicht betroffen wurde, während es eine „allgemeine Volksbildung, ein politisch und wirtschaftlich denkendes Volk“ nicht gab: „Der Sklave lebte in den Tag hinein und zeugte Kinder“ (Richter[7])).

Der rein egoistischen Lustzwecken dienenden individuellen Sexualratio trat dann die nur nationalen und politischen Zwecken nachstrebende Sexualratio des Staates gegenüber — beide fern und fremd dem Wesen dessen, was die moderne Rationalisierung des Geschlechtslebens bedingt und bestimmt, und was erstehen konnte nur erst aus und auf einem Boden, der von jenen alten Arten eines sexuellen Rationalismus kaum mehr etwas in sich trug. Mit anderen Worten: das Christentum hat erst die abendländischen Sexualanschauungen und -sitten von Grund auf erneuern müssen, indem es das Geschlechtsleben „entrationalisierte“ — von allen „Zwecken“ befreite, es ganz und gar mit seiner Erlösungsidee erfüllte und zu einem seelischen Erlebnis umschuf. Dadurch bewirkte es, daß die individuelle Sexualpsyche wieder naiv wurde, und daß die Menschen Ehe und Fortpflanzung nach Glaubenssätzen übten und harmlosgläubig und unnachdenklich-fromm den lieben Gott und die Heiligen um reichen Kindersegen baten, ihnen dafür aber auch die Sorge und Fürsorge um diesen vertrauensvoll überließen! Bis Lutherscher Geist erwachte, mit seiner Kritik und seinem Protest auch in bezug auf das Geschlechtsleben und seine herrschende Bewertung und Gestaltung. Daß die Entwicklung im Verlaufe der späteren Zeit allerdings eigene Wege ging, ändert nichts an den psychischen Zusammenhängen der modernen Rationalisierung des Geschlechtslebens, die ihren sinnfälligsten Ausdruck in der Verbreitung

---

[7]) Die Bevölkerungsfrage. Deutsche med. Wochenschr., 1916, 9. — Auch bei uns bestehen zwar deutliche Unterschiede nach sozialen, richtiger: psychischen Gruppen, in bezug auf Beginn und Ablauf des Rationalisierungsprozesses, von dem die tiefststehenden Bevölkerungsschichten am spätesten, zum Teil wohl auch noch gar nicht ergriffen worden sind. In Übereinstimmung mit unserer ganzen Kultur und Gesellschaftsordnung ist aber von einem grundsätzlichen Gegensatz zwischen einer herrschenden Bürgerschicht von rationalem Sexualtypus und einer beherrschten Proletarier(Sklaven-)schicht von naivem Sexualtypus nicht die Rede, sondern unser ganzes Volk, ja die westeuropäisch-amerikanische Kulturmenschheit insgesamt macht die Wandlung des Sexualtypus durch — nur eben mit jenen Ungleichmäßigkeiten, wie sie im Wesen jeder geistig-seelischen Umstimmung der Menschen und Menschengruppen gelegen sind. Daß diese Verschiedenheiten (nach Tempo, Tiefenwirkung, Zielsicherheit) dadurch, daß sie die sozial- und intellektuell führenden Schichten schon am weitesten auf dem Wege der sexuellen Rationalisierung mit dem Ergebnis der fortschreitenden Geburtenabnahme haben vorrücken lassen, ihre ernsten Gefahren für die Konstitution und Kultur unseres Volkes haben (Proletarisierung des Nachwuchses, Minderung der Durchschnittsbegabung, Verschlechterung des Rassewertes — vgl. v. Ehrenfels, Schallmayer, H. W. Siemens; — v. Gruber spricht sogar von einer Gefahr der „Verpöbelung“ der kommenden Generationen!), soll deswegen nicht geleugnet werden.

und Ausdehnung der (ehelichen) Präventivsitten findet, mit jener Intellektualisierung der Menschen durch die Reformation — jener Intellektualisierung, die, nicht wieder ein bloßes Zivilisations-, sondern wesentlich ein Kultur-Produkt, mit einer gleichzeitigen Personalisierung und Ethisierung des Menschen verknüpft war. Auf dieser Grundlage ist das Gefühl der eigenen Verantwortung erwachsen, das den modern-rationalen Menschentypus vor dem naiven, aber auch vor dem antik-rationalen auszeichnet. Es konnte nicht anders sein, als daß dieses Gefühl auch den Ungeborenen gegenüber erwachte und sich durchsetzte und — unter den erwähnten Entwicklungstendenzen der abendländisch-christlichen Gesellschaftsordnung — den Fortpflanzungs-Gedanken und -Willen schwächte. Freilich nicht so sehr die „Fortpflanzung", wie vielmehr die Kinderzeugung, insofern diese nur als ein Teil jener erkannt ward, als deren andere Komponente ihre Aufziehung und Erziehung eingesehen und gewürdigt wurde. Gewürdigt aber — bisher noch! — nicht nach dem Vorbilde Platos und Aristoteles', d. h. von nationalen und politischen, modern gesprochen: rassischen und völkischen Gesichtspunkten, sondern von kulturellen.

Bei Schilderung der Phylogenese des Fortpflanzungs-Gedankens und -Willens war dargelegt worden, wie unseren primitiven Vorfahren einstmals der Zusammenhang zwischen Geschlechtlichkeit und Fortpflanzung noch hat unbekannt sein müssen, und wie dann auch noch weit über diese Vorzeit hinaus für das Gefühlsleben eine scharfe Trennung zwischen Begattung und Zeugung bestehen geblieben war. Die Verschmelzung beider Emotionen war erst jeweilig mit der allmählichen Überwindung der mutterrechtlichen Kulturphase erfolgt und — trotz mancherlei Rückfälle, Entartungen und Sondertendenzen — für den ganzen Zeitraum der familialen Epoche zu dem bestimmenden Kennzeichen der Geschlechterbeziehungen, insbesondere der Ehe geworden. Und nun löste sich wieder dieser Zusammenhang, und die Unterscheidung zwischen Geschlechtsliebe und Kinderzeugung ist — wie beiläufig schon einmal bemerkt wurde — der Kernpunkt und das Wesen der modernen sexuellen Frage geworden. Also doch ein Atavismus, ein Herabsinken auf eine niedrigere Phase der Menschheitsentwicklung? Mit nichten! Was damals durch die Primitivität der menschlichen Organisation bedingt gewesen ist, ist jetzt Wirkung und Ausdruck ihrer Reifung und Differenzierung. Auch hier ist es wieder das Erwachen der Persönlichkeit im Menschen sowie die Beseelung der Sexualität mit der Liebe, die zur Rechtfertigung des geschlechtlichen Lebens nicht mehr des Gattungszweckes bedürfen. Und so wird denn von hier aus die so merkwürdige und eigentümliche Erscheinung beleuchtet, daß die moderne Rationalisierung der sexuellen Beziehungen zwischen Mann und Frau zu einem guten Teil gerade auf ihre Zweckbefreiung hinzielt — den Gedankengängen und Empfindungen eines Schleiermacher, mit größerer Klarheit und Grundsätzlichkeit als sie diesem selbst eigen waren folgend, sie nicht mehr nur als Mittel zu einem außerhalb ihrer selbst gelegenen Zweck anerkennt und wertet, sondern den Willen zur Fortpflanzung dem Willen zur Liebe unterordnet.

So betrachtet wird die geradlinige Entwicklung in der Wandlung des generativen Gedankens und Willens ganz deutlich: anfangs überhaupt ohne bewußte Beziehung zur Geschlechtlichkeit, dann dem Geschlechtlichen übergeordnet und über ihn herrschend, weiterhin ihm gleichgeordnet und mit ihm konkurrierend, schließlich ihm untergeordnet und ihm dienend — nach Bedarf und Wunsch der neuerworbenen Einsicht des modernen rationalen Menschentypus, der nicht mehr an gottgewollte Abhängigkeiten glaubt, wo er nur abwendbare Wirkungen erkennt, und nicht mehr Gesetzen und Geboten untertan sein will, wo er nur Ureigenstes, Allerpersönlichstes empfindet und gelten läßt. Ein in diesem Zusammenhange sehr interessantes Bild von der Psychologie und Soziologie der Beziehungen zwischen Verehelichung und Zeugungswillen in der Sexualgeschichte der Menschheit entwirft Müller-Lyer[8]), indem er folgendes Schema der Ehemotive aufstellt:

I. Epoche	II. Epoche	III. Epoche
Ökonomie	Kinder	Liebe
Kinder	Ökonomie	Kinder
Liebe	Liebe	Ökonomie

Es handelt sich hier selbstverständlich nur um die Skizzierung der Entwicklungstendenzen, nicht um das genaue Abbild von Zuständen, und im Hinblick auf unsere Kulturphase ist insbesondere zu beachten, daß wir auch auf diesem Gebiete ganz und gar Menschen einer Übergangszeit sind, in der mehr als je noch „alles fließt"; auch ist hier zu wiederholen, worauf früher in einem ähnlichen Zusammenhange schon hingewiesen worden ist, daß „Liebe" hier regelmäßig nicht im Sinne irgendeines Ideals gemeint wird, sondern nur der Ausdruck für die auf den persönlichen Eigenschaften der beiden Gatten beruhende und in ihnen das eheliche Ziel und Glück suchende gegenseitige Sympathie sein soll.

Es ist im vorstehenden versucht worden, die moderne Rationalisierung der menschlichen Sexualpsyche — im Gegensatz zur antiken — als Ergebnis und Zeugnis einer aufsteigenden Entwicklung nachzuweisen. Regelmäßig erhält eine solche die Keime der Übersteigerung und Ausschreitung in sich, und es ist offenbar, wie in den einzelnen Fällen, z. B. wo das Maß des Verantwortungsgefühls gegenüber dem Zeugungsakt zu einer Angst vor der Verantwortung überhaupt überwuchert, oder wo seine Richtung auf das rein Materielle und Äußerliche abirrt, die Merkmale einer Vervollkommnung durchaus vermißt werden können. Das berührt aber nicht die Bedeutung des gesamten Vorganges und Phänomens als eines Aufstiegs in der Entwicklungsgeschichte des menschlichen Sexualtypus, des mensch-

[8]) A. a. O. — Vgl. hierzu auch Max Marcuse, Zur Rationalisierung der Eheschließungen. Halbmonatsschr. f. soz. Hyg. u. prakt. Med., 1918, 1.

lichen Individuums überhaupt. Dieser „Aufstieg“ schließt jedoch nicht aus, daß das Ziel, zu dem die moderne Rationalisierung des Geschlechtslebens letzten Endes führt, ebenfalls der Völker- und Rasse-Tod ist, denn die Entwicklungstendenz der Individuen und die der Rassen und Völker sind nicht dieselben, sondern widerstreiten einander sehr [9].

Es soll also mit diesem Ausblick nicht im entferntesten der Irrtum genährt werden, als sei der endliche Untergang der Völker an und für sich ein naturnotwendiges, physiologisches Ereignis, und als gelte auch für sie das Gesetz vom Altern und Vergehen der Individuen [10]. Es soll vielmehr nur das Problem angedeutet werden, ob nicht der dauernde Bestand der Völker und Rassen nur mit einer Entwicklungshemmung der Individuen erkauft werden könne, die fortschreitende Höherentwicklung der Individuen aber den Untergang der Völker und Rassen herbeiführen müsse. Herbert Spencer [11]) erklärt die Gleichung „Steigerung der Organisation = Einschränkung der Zeugungsfähigkeit“ für ein absolutes menschliches Entwicklungsgesetz, und die Fortpflanzung unter jeder Gestalt ist nach ihm ein Prozeß der negativen oder positiven Disintegration und steht somit im wesentlichen Gegensatz zum Prozeß der Integration. Daß diese aber im Sinne von Wachstum, Differenzierung, Organisation, Bedingung, Ausdruck und Ziel der individuellen Entwicklung ist, steht außer Frage. Und ist wirklich, wie Möbius [12]) feststellen zu können glaubt, der Gegensatz zwischen Gehirntätigkeit und Fortpflanzung das Urphänomen, so kann nicht zweifelhaft sein, daß die fortschreitende Entwicklung der Mensch-Individuen, die ja wesentlich in ihrer fortschreitenden Verhirnung besteht, dem Leben der Völker und Rassen ein unausweichliches Ziel setzen muß. Nun wird in diesen Erwägungen in der Regel zwar nur an die Fortpflanzungsfähigkeit gedacht [13]). Es ist aber zwingend, daß an ihr

[9]) Nicht zu erörtern ist hier die aus dem Geburtenrückgange einem Staat drohende politische Gefahr der Überwindung durch menschenreichere Nachbarvölker und -nationen. Daß in dieser Hinsicht quantitative Unterlegenheit durch qualitative Überlegenheit in sehr weitem Umfange ausgeglichen werden kann, hat der Weltkrieg gelehrt — namentlich an dem Schicksal Rußlands. Andererseits ist unbezweifelbar, daß es nur eine Frage des Zahlenverhältnisses sein kann, bei dem ein solcher Ausgleich schlechterdings nicht mehr möglich ist.

[10]) Am wenigsten noch hinkt nach Effertz (s. Sexual-Probleme, 1914, S. 350) der Vergleich zwischen dem Alter eines Volkes und dem Alter jener Tiergattungen, deren Individuen nie sterben (Fortpflanzung durch Teilung).

[11]) Prinzipien der Biologie, I. Bd., § 76.

[12]) Über den physiologischen Schwachsinn des Weibes. Halle a. S.

[13]) Hieran knüpft sich die Frage, ob der neuzeitliche Geburtenrückgang bei fast sämtlichen Kulturvölkern nicht willkürlich bedingt, sondern gänzlich oder doch zum größten Teil auf eine Abnahme der physiologischen Fruchtbarkeit zurückzuführen sei. Im allgemeinen besteht Übereinstimmung darüber, daß dies nicht der Fall ist (Pistor und Dietrich, J. Wolf, Grotjahn, Martius). — Dagegen hat neuerdings P. W. Siegel (Gewollte und ungewollte Schwankungen der weiblichen Fruchtbarkeit; Berlin 1917) diese Frage bejaht und gegenüber Präventivverkehr und kriminellem Abort der ungewollten Un- und Minderfruchtbarkeit infolge von Geschlechtskrankheiten und ganz besonders Infantilismus den Hauptanteil an dem Geburtenrückgang zugewiesen. Den Infantilismus aber — eine bei beiden Geschlechtern annähernd parallel verlaufende, in ständigem Anstieg befindliche Erscheinung „allmählicher körperlicher Degeneration“ — glaubt Siegel

Schicksal auch das Fortpflanzungs-Interesse, der Fortpflanzungs-Gedanke und -Wille unlösbar gebunden sind[14]).

überall dort wahrzunehmen, „wo geistige Ausbildung und geistige Kultur die körperliche Ausbildung in einem gewissen Grade überholt hat, wo kein Äquivalent für geistiges, intellektuelles Schaffen in körperlicher Arbeit und Durchbildung besteht". So scheint es Siegel, „als ob gerade der soziale und intellektuelle Aufstieg der Bevölkerung bei ungenügender Berücksichtigung unserer rein körperlichen Bedürfnisse, unserer rein körperlichen Funktionen zur Abnahme der Fruchtbarkeit führt". „Die dadurch bedingte, erworbene, konstitutionelle und sexuelle Minderwertigkeit von Mann und Frau erbt sich fort", schreibt Siegel weiter und veranlaßt dadurch W. Schallmayer (Deutsche med. Wochenschr., 1918, Nr. 14, S. 385), ihm gegenüber das Martiussche Wort vom „naiven Lamarckismus" zu zitieren. Aber auch, wenn die Vererbungsvorstellungen Siegels nicht in der Tat unhaltbar wären, würde seine Deutung des Widerstreites zwischen Intellektualismus und Sexualismus für den hier in Frage stehenden Zusammenhang einigermaßen belanglos sein, da es sich bei diesem nicht um den physiologischen resp. pathologischen Einfluß der geistigen Tätigkeit auf die Sexualfunktionen im individuellen Leben, sondern um die biologische, gegenseitige Bedingtheit von gesteigertem Intellektualismus und herabgesetztem Sexualismus handelt. An der Tatsächlichkeit der Beziehungen sind Zweifel nicht leicht möglich. Sowohl die familiengeschichtliche Forschung (O. Lorenz, Czerny, Fahlbeck) wie auch die ärztliche Erfahrung lehrt, daß intellektualistisch höchst entwickelte Persönlichkeiten (Philosophen, Strategen usw.) eine sehr geringe Sexualität zu besitzen pflegen (im Gegensatz wohl zu künstlerisch und zu praktisch hervorragend Begabten). Vgl. hierzu auch die außerordentlich gedankenreiche Studie von Kurella, Die Intellektuellen und die Gesellschaft, Wiesbaden 1913, insbesondere S. 74: „Es sei nur angedeutet, daß relativ häufig nicht nur Sterilität, sondern auch impotentia coeundi die höhere mathematische Begabung begleitet. . . . ." Bei der Frau scheint die Beziehung zwischen Intellektualismus und Asexualität, insbesondere Un- oder Minderfruchtbarkeit noch enger und regelmäßiger zu sein. (Die von Adele Gerhard und Helene Simon aus den Ergebnissen ihrer sonst ausgezeichneten Untersuchung über Mutterschaft und geistige Arbeit [Berlin 1901] gezogene Folgerung, daß „weder die Fruchtbarkeit, noch die Möglichkeit des Säugens . . ., durch die geistige Arbeit der Frau zu leiden scheint", wird nicht einmal durch ihr eigenes Material gestützt, geschweige denn, daß sie allgemeine Gültigkeit beanspruchen könnte.) Der fragliche physiologische Vorgang bei der Frau würde allerdings anders zu verstehen sein als beim Manne, bei dem die fortschreitende Verhirnung einen Entwicklungsprozeß auf der Linie seiner „Geschlechtigkeit" darstellt, während die Intellektualisierung des Weibes eine Entfernung von der geschlechtlichen Konstitution, eine Entweiblichung, weiterhin sogar eine Vermännlichung bedeutet. Während psychisch und somatisch der reine „Hirn-Mann", abgesehen von den erwähnten, etwa vorhandenen Funktions- und Trieb- Hypo- oder Atrophien noch immer spezifisch männlich erscheint, sind unter den geistigen Frauen unweibliche oder männliche Typen oder doch Einschläge die Regel. So könnte sich einmal in einem noch unabsehbaren Zeitpunkt bei konsequent fortschreitender Intellektualisierung auch des weiblichen Geschlechtes die Prognose von Schmauch (15. Kongr. d. Deutsch. Gesellsch. f. Gynäkol. zu Halle a. S. 1913, zit. nach Kafemann, a. a. O., S. 98) erfüllen, daß die Frau zu einem dem Manne ähnlichen Individuum werde umgewandelt und die Geschlechterdifferenz einigermaßen aufgehoben sein. Kafemann als Vertreter und Verteidiger pessimistischer Weltanschauung hofft auf diese Zeit der „Vereinheitlichung" der Geschlechter durch allmähliche Hebung der reichen intellektuellen Schätze im Weiblichen auf Kosten des generativen Reichtums. Das mit alledem angerührte Problem, ob — naturwissenschaftlich angesehen — die „aufsteigende Entwicklung" des Menschengeschlechts auf eine fortschreitende „Vereinheitlichung" oder auf eine fortschreitende „Differenzierung" der Geschlechter gerichtet ist, kann im Rahmen dieser Abhandlung nicht weiter verfolgt werden.

Im übrigen könnte sich die Annahme einer „natürlichen" Abnahme der Fruchtbarkeit bei den Kulturvölkern auf die Tatsache stützen, daß auch in der Tierwelt bei den höher entwickelten Gattungen die Geburtenzahl viel geringer zu sein pflegt, als bei den niedrigen.

[14]) Dieser Zusammenhang wird selbstverständlich nicht beeinträchtigt durch das häufig zu beobachtende Zusammentreffen von sexueller Insuffizienz mit gesteigerter Libido und erotischer Phantasie, obwohl diese pathologischen Fälle zweifellos zu

Man würde also auf Grund dieser Überlegung dazu gelangen, nicht nur die moderne Rationalisierung als solche, d. h. die Unterwerfung des bis dahin reflektorisch vollzogenen, in seinem ganzen physiologischen Ablauf und mit allen seinen biologischen Folgen naiv hingenommenen Geschlechtsaktes unter die Vorprüfung und Kontrolle der Vernunft und die Beeinflussung des kausalen Zusammenhanges zwischen Beischlaf und Zeugung durch den Willen — diese Rationalisierung des individuellen Geschlechtslebens, die dann noch immer völlige Entscheidungsfreiheit sowohl nach der generativ-positiven, wie nach der generativ-negativen Seite hätte, als eine konstitutive Umwandlung des Typus Mensch, als Ausdruck und Ergebnis eines endogenen Entwicklungsprozesses zu erkennen. Vielmehr würde sich auch die fortschreitende Schwächung des Fortpflanzungs-Gedankens und -Willens, die gegenwärtig allgemeine „Elternschaftsverdrossenheit" (Hammer[15])) als ein auf der eingeborenen Evolutionstendenz des Menschengeschlechts beruhender, „natürlicher" Vorgang darstellen, der nicht etwa irgendwie „reaktiv" zu verstehen wäre.

Gegen solche Auffassung sprechen die Erfahrungen an den Chinesen, diesem außerordentlichen Volke, „dessen Zivilisation so alt ist, daß man seine Vergangenheit bis in die entlegensten Jahrtausende verfolgt, ohne je die Spuren eines Kindheitszustandes finden zu können; welches heute noch, trotz aller geschichtlichen Wandlungen vierhundertzwanzig Millionen Individuen in einheitlichem Nationalbewußtsein zusammenhält und nach dem Urteil jener, die es studiert, noch lange leben wird" (Nossig[16])). Die Sexualpsyche der Chinesen — seit Jahrtausenden durch und durch rationalisiert und intellektualisiert — ist unter dem Einfluß ihrer besonderen Gesellschaftsverfassung und Kultur gleichwohl vollständig generativ orientiert und bewußt fortpflanzungsgewillt geblieben[17]). Freilich Spuren einer beginnenden antigenerativen Rationalisierung sind selbst hier bereits wahrzunehmen. Das darf selbstverständlich nicht verwundern angesichts der fortschreitenden Abbröckelung der „chinesischen Mauer" und der immer stärkeren Europaisierung des Chinesenvolkes auf allen Gebieten.

Ein weiterer Einwand gegen jene Hypothese von der grundsätzlichen Kongruenz sexueller Rationalisierung als Bestandteil und Ausdruck der Intellektualisierung überhaupt mit Fortpflanzungs-Unlust und -Feindschaft und gegen die gemeinsame Zurückführung beider Erscheinungen auf psychogene, biotisch bedingte Evolutionstendenzen ist der Tatsache zu entnehmen,

gewissen Sozial- und Kulturerscheinungen (Kunst- und Geselligkeitsformen, Perversitäten, Sektenbildungen u. a. m.) in Beziehung stehen.

[15]) Der reichsdeutsche Geburtenrückgang am Anfange des 20. Jahrhunderts. Hohen-Neuendorf b. Berlin o. J.

[16]) A. a. O. In dem oben angeführten Satz müßte es statt „Zivilisation" heißen: „Kultur"; s. hierzu S. 46. — Vgl. namentlich auch Schallmayer, „Vererbung und Auslese im Leben der Völker". 2. Aufl. Jena 1910.

[17]) Auch ihre Fruchtbarkeit ist unverändert groß, so daß ihr Beispiel auch die Annahme eines — wenn auch nicht „natur"-, so doch „kultur"-notwendigen allmählichen Niederganges der Fertilität zu widerlegen scheint.

daß auch bei uns noch immer eine bewußte Zeugungsfreudigkeit, ein vorsätzlicher Wille zum Kinde nicht nur, sondern zu viel Kindern, eine Ratio, die generativ-positiv orientiert ist, angetroffen wird; und zwar sind hier die maßgebenden Einflüsse der äußeren Umstände unverkennbar. Man denke z. B. daran, daß in manchen protestantisch-bäuerlichen Ehen, nämlich dort, wo aus der Besonderheit der Verhältnisse heraus viel Kinder sich als nutzbringend und namentlich wirtschaftlichen Interessen förderlich erweisen, trotz oder wegen der hier ausgesprochenen Rationalisierung das Fortpflanzungs„geschäft" mit regem Eifer betrieben wird[18]). „Kinder werden in der Landwirtschaft gebraucht und sind besser als fremdes Personal", „Kinder sind Geld wert", und so ähnlich[19]) lautet, wo eben diese Voraussetzungen zutreffen, Überlegung und Antrieb für die Wertschätzung des Kindersegens und den Willen zur Fortpflanzung in bäuerlichen Ehen. Wo aber jene Voraussetzungen nicht gegeben sind, da bitten die Bauern gleicher sexualpsychischer Konstitution: „Schick uns Kühe, schick uns Rinder, schick uns nicht zu viele Kinder" (Fuchs[20])). Die Motive für die hohe eheliche Fruchtbarkeit der Bauernfamilien sind nach Graßl[20a]) auch dieselben wie die Motive zur Einschränkung der Kinderzahl bei den Städtern: dort ein Lucrum, das man erwartet; hier ein Damnum, das man verhütet.

Man wird also schon nach diesen Hinweisen — weniger belangvolle ließen sich noch in größerer Zahl hinzufügen — eine unbedingte Verknüpfung der sexuellen Rationalisierung an sich mit a- oder antigenerativer Gesinnung nicht ohne weiteres annehmen dürfen, vielmehr die „Ratio" als solche von ihrem Inhalte unterscheiden und für letzteren eine gewisse Abhängigkeit von äußeren Einflüssen anerkennen müssen. Welcher Art diejenigen waren und sind, die im westeuropäischen (und amerikanischen) Kulturkreise zur fortschreitenden Schwächung des Zeugungs-Gedankens und -Willens und Minderbewertung der Zeugungsleistung beigetragen haben, ist andeutungsweise schon hervorgehoben worden; einer ins einzelne gehenden Darstellung bedarf es nicht. Es kommt hier vor allem darauf an, die Bedeutung jener äußeren Umstände für die moderne Elternschaftsverdrossenheit zu erkennen und richtig einzuschätzen, d. h. sich namentlich von der maßlosen Überwertung zu schützen, deren sich die „Nur-Sozialen" schuldig machen, wie sie etwa von M. Hirsch[21]) repräsentiert werden.

---

[18]) Der Gegensatz ist hier selbstverständlich nicht, daß die katholisch-bäuerlichen Kreise sich generativ weniger rege betätigen, sondern, daß bei ihnen die reichliche Fortpflanzung häufiger die Folge einer noch verbliebenen naiven Sexualpsyche darstellt und nicht rational bedingt ist.

[19]) Vgl. hierzu: Max Marcuse, Der eheliche Präventivverkehr. Seine Verbreitung, Verursachung und Methodik. Stuttgart 1917.

[20]) Zit. von Ploß-Renz, a. a. O.

[20a]) Der Geburtenrückgang in Deutschland, seine Ursachen und seine Bedeutung. Kempten und München 1914.

[21]) Fruchtabtreibung und Präventivverkehr im Zusammenhang mit dem Geburtenrückgang. Würzburg 1914. — Für die wachsende Einsicht in die Macht der psychischen Einflüsse, für die zunehmende Erkenntnis, daß der Wille zur Kinderlosigkeit und Kinderarmut nicht eine Folgerung aus wirtschaftlicher Not ist, sondern

Die Faktoren, die zusammenwirken, um die Erscheinung des modernen Geburtenrückganges herbeizuführen, hat jüngst F. Martius[22]) in besonders anschaulicher Weise dargestellt und beleuchtet. Den Reichtum der Tatbestände und die Vielseitigkeit ihrer Verknüpfungen vereinfacht und klärt das „ordnende Denken", am besten, indem es „die übergeordneten Prinzipien aus dem Chaos" herausholt und zunächst einmal zwischen Ursachen und Beweggründen scharf unterscheidet. Überdies aber sind auch noch die Möglichkeiten, den Willen zur Vermeidung und Einschränkung der Kinderzeugung in die Tat umzusetzen, gesondert zu betrachten und zu bewerten. Zutreffend betont dabei Martius, daß jener Wille „frommer Wunsch, spielerischer Gedanke, Einzelfall" bleiben müsse, solange nicht die allgemeine Möglichkeit gegeben sei, ihn leicht und erfolgreich zu betätigen. Ob nun aber Martius — von gedankenloseren Autoren nicht zu sprechen, die die Schuld an dem Geburtenrückgang schlechthin den modernen antikonzeptionellen Mitteln zuweisen wollen — nicht Wert und Einfluß der letzteren doch überschätzt, wenn er erst mit ihnen und durch sie jene Möglichkeit geschaffen sieht, scheint mir recht zweifelhaft. „Die Steigerung des Präventivverkehrs ist die eigentliche Ursache des plötzlichen Geburtensturzes"! Abgesehen davon, daß Martius an dieser Stelle ganz zu Unrecht die Bezeichnung „Ursache", nun gar noch „eigentliche" Ursache verwendet und die gerade von ihm so sehr geförderte Klärung der Begriffe und Zusammenhänge durch diese abwegige Terminologie wieder ernstlich gefährdet, ist hierbei zu bemerken, daß auch heute noch der Präventivverkehr zum allergrößten Teile in Form des Coitus interruptus vollzogen wird und daß, wenn jene Mittel wieder völlig verschwänden, infolgedessen nicht im entferntesten schon „die Tat unterbleiben", vielmehr die Verbreitung des Präventivverkehrs eine erhebliche Abnahme ganz gewiß nicht erfahren würde. Nur der Usus Onan und die anderen primitiven Methoden der Schwängerungs- und Empfängnisverhütung würden dann eben wieder die alleinigen Präventivmittel werden. Aus sexualpsychischen und technischen Gründen würden deren Wirksamkeit und Erfolg wohl durchschnittlich hinter denjenigen der „modernen" Präventivmittel zurückbleiben — zugunsten der Abtreibungen —, aber die völker- und volks-

durch einen geistig-seelischen Umbildungsprozeß bedingt wird, gibt der Hinweis des sozialdemokratischen Abgeordneten Haenisch auf die Entwicklung des „Proletariers", dessen Leben nicht viel mehr als ein bloßes Vegetieren sei, der noch nicht über den Tag hinaus denke, und regellos, wahllos „proles" zeuge, zum modernen Großstadtarbeiter, der in die politischen und gewerkschaftlichen Organisationen eintrete und sich die Frage vorlege: „Kann ich es vor mir selbst, kann ich es meiner und meiner Familie weiterer sozialen Entwicklung gegenüber, kann ich es den Interessen meiner eigenen geistigen Fortentwicklung gegenüber, kann ich es vor meiner Frau und vor meinen künftigen Kindern denn auch verantworten, daß ich wahllos und regellos ein Kind nach dem anderen in die Welt setze", gibt dieser Hinweis, sagte ich schon in meinem Buche über den Präventivverkehr (a. a. O.), einen besonders interessanten Beleg; führt Haenisch doch die Geburtenbeschränkung „als Sozialdemokrat natürlich" auf materielle Ursachen zurück (siehe die Verhandlgn. v. 17. 2. 1917 des Preuß. Abgeordnetenhauses über das Medizinalwesen. Besprochen von Max Marcuse in d. Dtschn. med. Wochenschr., 1917, 10/11)!

[22]) A. a. O.

kundlichen Erfahrungen, die Martius selbst so gut kennt und ausdrücklich hervorhebt, beweisen doch, daß die Möglichkeiten, den Präventivwillen in die Tat umzusetzen, immer und überall bestanden haben, bestehen und unbeschränkbar, insbesondere auch von der „modernen" Technik völlig unabhängig sind [22a]). Der Anteil der letzteren an dem neuzeitlichen Geburtenrückgange — im Sinne jedoch nicht von „Ursache", sondern nur vom „Mittel" — soll damit keineswegs verkleinert werden. Nun aber wäre noch gerade mit Rücksicht auf das Thema der vorliegenden Abhandlung eine besondere Bedeutung der modernen Mittel zur Verhütung der Empfängnis zu prüfen, die — in ganz anderem als dem von Martius gedachten Sinne — in der Tat ursächlicher Art in bezug auf den Geburtenrückgang sein würde. Es ist nämlich zu fragen, ob oder inwieweit das Angebot dieser Präventivmittel erst den Willen zur Prävention erzeugt und dem Fortpflanzungsgedanken entgegenwirkt und ihn beeinträchtigt. Ein solcher Zusammenhang ist jedoch nicht in bemerkenswertem Grade anzuerkennen, „wenn auch", wie ich in meiner Untersuchung über den ehelichen Präventivverkehr [23]) hervorhob, „das Angebot häufig in einer schamlosen Aufdringlichkeit erfolgt oder durch eine raffinierte Reklame unterstützt wird, mit denen stark suggestive Wirkungen verbunden sind. Diese setzen aber eine so weitgehende psychische Bereitschaft der Suggestion gegenüber voraus, daß der Anlaß, der sie auslöst, als einigermaßen zufällig und belanglos betrachtet werden muß [24])".

[22a]) Es ist hier namentlich auch des Stillens zu gedenken. Schon der alte Joh. Peter Süßmilch weist in seiner „Göttlichen Ordnung in den Veränderungen des menschlichen Geschlechts" (4. Ausg., Berlin 1775) auf diese Wirkung des Stillens hin. „Es haben mich", sagt er (Bd, I, S. 194, zit. nach Burgdörfer: Das Bevölkerungsproblem, München 1917), „Prediger vom Lande versichert, daß es (sc. das lange Säugen) bloß aus Furcht vor neuer Gefahr und vor vielen Kindern geschehe." An einer anderen Stelle (Bd. I, S. 510) erwägt er die Möglichkeit, das lange Säugen der Kinder, dieses „große Hindernis der ehelichen Fruchtbarkeit" durch Gesetze einzuschränken. — „Heute diskutiert man einen gesetzlichen Zwang in entgegengesetzter Richtung: den Stillzwang" — fügt Burgdörfer erstaunt der Erinnerung an Süßmilch hinzu. — „Über den Einfluß des Stillens auf die Empfängnis" — siehe u. a. den so betitelten Aufsatz von Tugendreich in Sexual-Probleme, 1908, August.

[23]) A. a. O.

[24]) Diese Auffassung wird durch die Wirkungslosigkeit der bevorstehenden gesetzlichen Maßnahmen zur Einschränkung der Verbreitung der Präventivmittel bestätigt werden. — Eine Möglichkeit bemerkenswerter ursächlicher Bedeutung der Präventivmittel für die neuzeitliche Schwächung des Fortpflanzungsgedankens und -willens sehe ich allenfalls in der durch sie bewirkten Erleichterung des illegitimen, Zeugungs- und Empfängnisabsicht ausschließenden Geschlechtsverkehrs, zu dem in immer steigendem, nachgerade ungeheuerlich gewordenem Umfange namentlich auch solche Mädchen, die ohne die Gewißheit oder doch ohne das Vertrauen in die Gewißheit der Abwendbarkeit von „Folgen" den Geschlechtsverkehr nicht wagen würden, eben durch jene Vorbeugungsmittel verleitet werden. So fördern wohl die Verbreitung und Bekanntheit der modernen Präventivtechnik die Unehelichkeit der Geschlechtsbeziehungen und verursachen damit in doppelter Hinsicht eine Schwächung des Fortpflanzungs-Gedankens und -Willens. Diese sind so gut wie ganz ausschließlich an die Voraussetzung der Ehe gebunden. Die Anziehungskraft der Ehe büßt aber, zunächst und insbesondere für die Männer, desto mehr ein, je leichter und ungefährdeter uneheliche Geschlechtsbeziehungen eingegangen und unterhalten werden können. Schwächung des Ehe-Gedankens und -Willens bedeutet jedoch zugleich, wie offenbar ist, Schwächung des Fortpflanzungs-Gedankens und -Willens. Zweitens aber wirkt die Gewöhnung an den Präventivverkehr außerhalb

Nachdem einmal die Entwicklung unserer Kultur- und Gesellschaftsordnung den Boden für eine antigenerative Orientierung der modernen Sexualratio bereitet hatten, nachdem überhaupt einmal erst — mitbeeinflußt durch jene Umweltbedingungen — der Gedanke an eine Geburtenprävention als Gebot der Klugheit Wurzel geschlagen hatte, — da trat für den einzelnen Menschen und für die einzelne Ehe die Bedeutung der besonderen äußeren Verhältnisse für ihre auf Vermeidung oder Einschränkung des Nachwuchses gerichteten Absichten und Maßnahmen immer mehr und allmählich fast ganz zurück. Gegenüber den früher erwähnten Ausnahmefällen ist nämlich eine weitgehende Unabhängigkeit der neuzeitlichen Fortpflanzungsunlust von allen sozialen und wirtschaftlichen Besonderheiten festzustellen; trotz dieser und ohne regelmäßige Beziehung zu ihnen ist die fortschreitende Abnahme des ehelichen Willens zum Kinde und der Wertschätzung der generativen Leistung von Mann und Frau eine fast allgemeine. Nicht ob arm oder reich [25]), nicht ob das Einkommen gesichert ist oder ständig neu erworben wird [26]), nicht ob die Wohnung geräumig oder beengt

---

der Ehe, die Vertrautheit mit der Präventivtechnik, die im illegitimen Verkehr erworben wird, das geistig-seelische Sichabfinden mit ihr, unzweifelhaft dem Willen zum Kinde auch in der Ehe entgegen. Die psychischen Widerstände, die der normale Mann, mehr noch das normale Weib — desto stärker, je feinfühliger und je keuscher sie sind — dem Präventivverkehr entgegensetzen, werden in der übergroßen Mehrzahl der Fälle in einem vorehelichen Geschlechtsverhältnis überwunden!

[25]) Diese Tatsache wird gut durch die Gegensetzlichkeit der verschiedenen ökonomischen Theorien über die Ursachen der Geburtenbeschränkung beleuchtet. Diese Gegensätzlichkeit beruht zum Teil freilich auf der Fragwürdigkeit von Zahlenbeweisen überhaupt (Oldenberg: Über den Rückgang der Geburten- und Sterbeziffern, Arch. f. Sozialwiss. u. Sozialpolit., Bd. 32, 33, 34), sowie auf der (unbewußten) Verfälschung durch politische Motivationen (z. B. „Freihandel oder Schutzzoll?" — vgl.: Alfons Fischers Bemerkung zu den Polemiken Brentano-Mombert und Oldenberg, in seinem „Grundriß der sozialen Hygiene", Berlin 1913); aber sie ist vor allem dadurch bedingt, daß die wirtschaftlichen Tatbestände an und für sich eben überhaupt nichts Wesentliches für den Willen zur Kinderlosigkeit und Kinderarmut bedeuten — oder doch bisher bedeutet haben, ihr Einfluß vielmehr nur innerhalb der gleichen sozialpsychischen Gruppe, vergleichsweise wirksam ist.

[26]) Das wird nicht etwa durch die Tatsache widerlegt, daß die Beamten die radikalsten Vertreter des rationalen Sexualtypus und des Willens zur Geburtenbeschränkung sind. Denn auch hier sind nicht die äußeren, sondern die inneren Tatbestände die causae moventes. Dieselbe psychische Veranlagung, die den Mann nach einer beamteten Stellung trachten, die Frau nach einem Beamten als Ehemann streben läßt, ist hier dem Fortpflanzungsgedanken abträglich und für den Willen zur Kinderlosigkeit oder doch zur Einkindehe bestimmend. Es ist interessant, wie klar gerade Friedrich Naumann in seinem Kampfe gegen die deutsche Versicherungspolitik diese Zusammenhänge beleuchtet hat: „Man mag unsere schnell eintretende Verteuerung als ein steigendes Moment betrachten, die Lebensstimmung aber, aus der bei den Zivilisationsvölkern die Gleichgültigkeit gegenüber dem Nachwuchs entsteht, ist sicher nicht bloß von Nahrungsmittel- und Bodenpreisen abhängig. Viel wichtiger ist die Tatsache, daß die fest Angestellten im allgemeinen die schlechtesten Kinderbringer sind. Darüber bietet die preußische Statistik sehr interessantes Material, das im Laufe solcher Erörterungen noch viel genauer als bisher betrachtet werden wird. Vorläufig muß an dieser Stelle der Satz genügen, daß in dem Maße, als das Beamtenverhältnis zunimmt, die Kinderzahl abnimmt. In Frankreich, dem alten Heimatlande des Beamtentums und der gesicherten Rente, hat zuerst der Versicherungssinn den Lebenswillen des Volkes gemindert. Der Wunsch nach risiko-

ist [27]) usw. usw., bestimmt nunmehr den Willen zur Kinderlosigkeit und Kinderarmut, sondern allein die psychische Einstellung des modernen Kulturmenschen zum Leben, und damit auch zur Weitergabe des Lebens und Neuerweckung von Leben. Was er vom Leben fordert und was er ihm schuldig zu sein glaubt, das entscheidet über seinen Fortpflanzungs-Gedanken und -Willen; und zwar entscheidet es, daß das Wort vom „Kindersegen" eine Wahrheit von vorgestern sei. Der psychischen Verfassung des modernen Kulturmenschen dient sowohl „Notstand" wie „Wohlstand" zu einem Grunde für die vorsätzliche Kleinhaltung der Familie, ebenso wie umgekehrt gelegentlich — nämlich dort, wo die psychische Einstellung noch eine andere ist — in den Ehen sowohl Reicher wie Armer ein starker Wille zu Kindern und eine ehrliche Freude an Kinderreichtum noch angetroffen werden kann. Wie die psychische Konstitution, auf deren Grundlage der moderne Präventivwille erwuchs und sich immer weiter ausdehnte, auch immer mehr lernte, sich zu verwirklichen, im einzelnen sich zusammensetzt, soll hier nicht dargestellt werden: die religiöse und politische, die nationale und soziale, die ethische und hygienische Orientierung, kurz der ganze Komplex von Gesinnungen und Vorstellungen, den wir — gedankenlos und überheblich — als unsere „Weltanschauung" zu bezeichnen pflegen, müßte in alle Bestandteile und Zusammenhänge analysiert werden, sollten die wirk-

losem, wohlberechnetem Dasein hat gerade dieses wohlhabende Land am zeitigsten unfruchtbar an Menschen gemacht. Und die gegenwärtige Lebensfrage der angelsächsisch-germanischen Nationen ist, ob sie aus diesem Vorgange etwas zu lernen imstande sind" (zit. in Sexual-Probleme, 1914, S. 732 f.).

[27]) Die ungeheure Bedeutung der Wohnungsfrage als einer Bevölkerungsfrage ersten Ranges wird damit nicht gemindert. Aber daß — wie mit den allermeisten Autoren auch Burgdörfer (a. a. O.) annimmt — „die neuzeitliche Erscheinung des Rückganges der ehelichen Fruchtbarkeit großenteils auf das Konto der Wohnungsnot und Wohnungsteuerung zu setzen" sei, ist in dieser Form unrichtig. Zutreffend ist folgender Teil der Burgdörferschen Ausführungen: „Zwar ist es nicht an dem, daß die Inhaber der größten Wohnungen auch die meisten Kinder hätten. Vielfach ist's gerade umgekehrt: die kinderreichsten Familien hausen in den kleinsten Wohnungen — weil eben ihr Kinderreichtum ihnen die Miete einer größeren unmöglich macht. Die vielköpfige Schar verlangt in erster Linie nach Nahrung und Kleidung, und so wird nicht selten am elementarsten Wohnungsbedürfnis abgeknappt, bis dann die . . . Schäden der Wohnungsenge (Kindersterblichkeit, Tuberkulose usw.) verschärft auftreten und die Allzuvielen hinwegraffen. Der Erfolg der hohen Fruchtbarkeit wird so durch die Wohnungsnot zum Teil illusorisch gemacht." Wenn Burgdörfer aber eine noch schlimmere Gefahr darin sieht, daß „die Schwierigkeiten, welche kinderreichen Familien hinsichtlich der Befriedigung ihres Wohnungsbedürfnisses, zumal in großen Städten, erfahrungsgemäß begegnen, viele vorsorgliche Familienväter veranlaßt, ihre Kinderzahl möglichst einzuschränken", so ist das ein Irrtum. Nicht in einem einzigen Falle ist mir bei meinen Erhebungen (vgl. „Der eheliche Präventivverkehr . . .", a. a. O.) die Furcht vor Wohnungsschwierigkeiten als Präventionsmotiv begegnet, so daß ich durchaus den wohnungs- und bevölkerungspolitischen Betrachtungen von Nißle (Über die Bedeutung der wirtschaftlichen Verhältnisse . . ., Öffentl. Gesundheitspfl., 1916, 10) beistimme: „Günstigere Bedingungen bieten die Kleinwohnungen, wie sie seit einigen Jahren in einer Reihe von Städten von diesen selbst oder gemeinnützigen Kreisen errichtet werden, aber nur insofern, als eine Erhöhung des Geburtenüberschusses durch Herabsetzung der Kindersterblichkeit erwartet werden darf, während, wie v. Gruber neuerdings betont, wegen Erfahrungen an ähnlichen Verbesserungen im Ausland vor Hoffnungen auf eine wirkliche Hebung der Geburtenziffer gewarnt werden muß. Derartige Wohnungen dienen daher auch mehr der Unterbringung und Erhaltung kinderreicher Familien, als ihrer Entstehung."

lichen Ursachen der im Geburtenrückgange sich ausdrückenden fortschreitenden Schwächung des Fortpflanzungs-Gedankens und -Willens aufgedeckt werden. Als das Wesentliche aber lassen sich etwa folgende Tatsachen herausheben: 1. daß wir unsere gesamte praktische Orientierung an kulturellen Aufgaben und Werten, nicht dagegen an konstitutiven gewonnen haben, und daß wir uns von privatwirtschaftlichen und sozialen, nicht dagegen von nationalen und volklichen Interessen haben leiten lassen; 2. daß wir unsere theoretische Aufklärung immer ausschließlicher von den Naturwissenschaften und der Technik bezogen und somit einer materialistischen Auffassung der Zusammenhänge uns zuwendeten, indem wir alles Geschehen auf physikalische und chemische Gesetze zurückführten, die zu erforschen und auszunützen unsere Aufgabe sei, während dem rein Geistigen, der Religion vor allem und jeglicher Beziehung auf ein Leben nach diesem — Bedeutung und Berechtigung immer mehr gekürzt wurden; 3. daß zwar der organische Zusammenhang unserer praktischen Orientierung und theoretischen Aufklärung mit der überkommenen jüdisch-hellenistisch-christlichen Denk- und Empfindungsweise allmählich fast völlig gelöst worden, diese aber gleichwohl der Kern unseres Wesens und die Grundlage unserer Erziehung, unserer Sitten und unserer Moral geblieben ist — mit der auf diese Weise notwendigen Folge einer Spaltung der Persönlichkeiten und Unsicherheit der Lebensziele.

VII.

Um das Fortpflanzungsproblem, wie das moderne Leben es gestellt hat, rangen und ringen mancherlei geistige und äußere Kräfte mit- und widereinander. Eines Teiles von ihnen ist beiläufig schon Erwähnung getan worden. Die bedeutsamsten sollen hier noch im Zusammenhange kurz besprochen werden.

Die „sexualethischen Streifzüge im Gebiete der neueren Philosophie und Ethik", die A. Eulenburg[1]) unternommen hat, geben einen guten Überblick auch über die Behandlung und Beeinflussung des Fortpflanzungs-Gedankens und -Willens durch die deutsche Philosophie von Kant bis zur jüngsten Gegenwart. Sind die philosophischen Werke und Systeme auch regelmäßig nur einem verschwindend kleinen Bruchteil der Menschen zugänglich und bekannt, so ist dennoch ihre Bedeutung als eine Quelle des geistigen und seelischen Zustromes und als ein Regulator des praktischen Verhaltens auch für die Masse sowohl in ihren Individuen wie in ihrer Gesamtheit unabschätzbar groß. Dies vor allem wohl bei uns Deutschen, über die mehr als über andere Nationen Prinzipien und Ideen Macht und Gewalt besitzen. Daß die Sexualität der Einwirkung solcher Kräfte in besonderer Weise unterworfen worden ist, versteht sich bei der Fülle ihrer Disharmonien und der Tiefe ihrer Problematik von selbst. Und innerhalb ihrer ist die Stellung zur Weitergabe des Lebens „die wahre sexuelle Frage" (H. Stourzh[2])), an der Optimisten und Pessimisten, Sozialisten und Individualisten, Naturalisten und Mystiker, Monisten und Dualisten, Utilitaristen und Idealisten — kurz alle die mannigfaltigen Anschauungen vom Wesen des Menschen und seinen Beziehungen zur Welt sich scheiden. Von ihnen aus ist also auch der Zeugungs-Gedanke und -Wille beeinflußt, — geschwächt worden, kaum freilich in dem Sinne von L. v. Wiese[3]), daß „die Weltanschauung und die Einschätzung des Lebens" eine erhebliche Rolle in dem Ursachenkomplex der neuzeitlichen Präventionssitten spiele; denn davon kann doch, wie ich schon an anderer Stelle bemerkte, in der Tat nur bei den intellektuell und seelisch Höchstentwickelten die Rede sein, und ich habe bei meinen Erhebungen derartige Motivationen nur in zwei Ausnahmefällen angedeutet gefunden. Aber die Philosophie eines Volkes strömt in die gesamte Atmosphäre ein, wirkt richtunggebend, umstimmend, verstärkend und abschwächend

---

[1]) Moralität und Sexualität. Bonn 1916.

[2]) Sexual-Probleme, 1913, VIII.

[3]) Bevölkerungspolitisches. Ein Fastenbrief. Berl. Tagebl. 1./5. IV. 16.

mit auf die geistig-seelische Verfassung auch der — wie ich bereits erwähnte — Allgemeinheit und der Mehrzahl ihrer Einzelglieder und hat sich in dem vorliegenden Falle wesentlich nach der Richtung eines Egoismus durchgesetzt, der vom rein individualistischen Persönlichkeitswillen über den égoisme en deux bis zum Familienkult sich erstreckt und in allen diesen — ethisch und psychisch zwar sehr verschieden zu bewertenden — Färbungen und Formen dem Fortpflanzungs-Gedanken und -Streben doch der Tendenz nach gleichermaßen abträglich ist. Nun ist von dem gegenwärtigen Kriegserlebnis auch die Philosophie nicht unberührt geblieben: uralte Gegensätze kommen wieder zur Geltung, und die „Zeitströmung" hat sie, die allen aktuellen Interessen ewig entrückt sein sollte, „neuorientiert". Wir erfreuen uns augenblicklich einer dreifachen, „nach dem jeweiligen Schauplatz wechselnden" Moral — nach Eulenburgs[4]) ironischer Kennzeichnung einer Art „Drehbühnenmoral" —, nämlich einer Privat-, einer Staats- und einer Völkergemeinschafts-Moral; „aber die Staatsmoral ist für die Gegenwart das Größeste unter ihnen" — travestiert in diesem Zusammenhange E. Troeltzsch[5]) das Pauluswort (Kor. 13, V. 13); und überpatriotische Philosophen propagieren unter Berufung auf sie eine Bevölkerungspolitik, bei der „dem einst weltbeherrschenden Eros die unwürdige Aufgabe zufiele, dem allmächtig gewordenen Kriegsgotte, dem einst frei gewählten Genossen der holden Liebesgöttin, nur ein unbegrenztes Massenmaterial für seinen nächsten Millionenaufzug der ‚Morituri' zur Verfügung zu stellen!" (Eulenburg[6])).

Deutlicher als die Einflüsse der Philosophie und der Philosophen auf den Fortpflanzungs-Gedanken und -Willen sind die der verschiedenen Bevölkerungstheorien. Die Wandlungen in den populationistischen Anschauungen im Zusammenhange mit dem (Neo-)Malthusianismus deutet H. J. Losch[7]) mit folgenden Bemerkungen an:

„Der bekannte Professor Wilhelm Roscher in Leipzig hat die mehr oder minder falschen, oder falsch zitierten oder verstandenen Sätze des englischen Pastors Robert Malthus meines Wissens ein ‚κτῆμα εἰς ἀεί' genannt. Man kann diese griechischen Worte mit ‚ewige Wahrheit' übersetzen . . . . Aber nicht nur er, auch Gustav Rümelin hat im Jahre 1878 mit Besorgnis die drohende ‚Übervölkerung' Deutschlands in einer statistischen Abhandlung behandelt . . . . Fast alle Begründer des ‚Vereins für Sozialpolitik', . . . Lujo Brentano, Gustav v. Schmoller, Adolf Wagner können zwar als mehr oder weniger ‚temperierte', müssen aber jedenfalls als sog. ‚Malthusianer' bezeichnet werden. Nicht minder wichtig ist die Erinnerung daran, daß auch die sozialdemokratischen volkswirtschaftlichen Schriftsteller bis nahe an die Wende des 19. Jahrhunderts hin sich sehr ernsthaft mit der Übervölkerungsfrage, weit weniger mit der — Untervölkerungsfrage beschäftigt haben. Man darf nur Namen wie Bebel, Kautsky, Schippel nennen. Da kamen die Zeiten von etwa 1890 bis 1907. In Deutschland wurde durch die Tatsachen vor aller Augen kund, daß nicht etwa ökonomisch unveränderliche Vorbedingungen einen numerus clausus von Menschen aufzuzwingen vermögen, daß vielmehr Verbesserungen und Erweiterungen der jeweiligen Produktionsweisen usw. den Lebensspielraum sogar auf

---

[4]) A. a. O.

[5]) Privatmoral und Staatsmoral. Die neue Rundschau, 1916, Febr., 2. Heft.

[6]) A. a. O.

[7]) Eine deutsche Bevölkerungsgesellschaft m. b. H. — Arch. f. soz. Hyg. u. Demogr., 1916, 2.

einem beschränkten Gebiete in einem alten Erdteil auszubreiten vermögen. Das ‚κτῆμα εἰς ἀεί‘ verflüchtigte sich. Man sprach nicht mehr davon. Aber der alte Roscher kann sich trösten. Seinen jüngeren Kollegen ist es noch schlechter gegangen. Kaum waren sie von der Malthusschen Angst etwas befreit, da nahte ihnen ein anderes Gespenst, mit noch schrecklicheren Zügen: es wurde die statistische Entdeckung der beginnenden — ‚Untervölkerung‘ gemacht ......"

Nicht befugt und in diesem Zusammenhange auch nicht verpflichtet, selbst zu der Frage nach den Wahrscheinlichkeiten einer Über- oder einer Untervölkerung Stellung zu nehmen, will ich hier nur darauf hinweisen, daß nicht nur die verschiedenen populationistischen Anschauungen an und für sich, im wesentlichen auf dem Umwege über die Beeinflussung von Recht und Moral, die Entwicklung des Fortpflanzungs-Gedankens und -Willens mitbestimmt haben, sondern auch der Grad der Wertschätzung, welche die verschiedenen Menschheitsgruppen — Rasse, Volk, Gesellschaft, „die Vielen" und „die Wenigen" usw. — jeweilig genossen. Während Lecky[8]) i. J. 1904 schreiben durfte: „Die Ansicht, daß eine rasche Vermehrung der Bevölkerung für die Gesellschaft stets vorteilhaft sei, welche von Staatsmännern und Moralisten lange Zeit als ein Axiom angenommen wurde und einem großen Teile der Gesetzgebung der ersten und den Aussprüchen der zweiten zur Grundlage diente, hat jetzt der gerade entgegengesetzten Lehre Platz gemacht, daß das wahre höchste Interesse der Gesellschaft nicht in der Förderung, sondern in der Beschränkung der Bevölkerung, d. h. in der Verminderung der Anzahl der Ehen und Geburten liege" — ist nunmehr abermals der Umschwung eingetreten, und alle maßgebenden Kräfte und Institutionen werden in den Dienst fast eines Zeugungs- und Gebärzwanges gestellt. Unter dem Eindruck der für die westeuropäischen Kulturen und Rassen katastrophalen Kriegsverluste — katastrophal nicht wegen ihrer absoluten Größe, sondern einmal wegen ihres Hineintreffens in die Zeit der antigenerativen Sexualpsyche und dann wegen ihrer antiselektiven Beschaffenheit und Wirkung — gilt jetzt die Sicherung künftiger politischer Macht als allerwichtigstes Ziel; und an diesem gemessen hat namentlich auch Deutschland jetzt unzweifelhaft eine sehr erhebliche Untervölkerung zu fürchten[9]).

Gegenüber der „lediglich auf quantitativen Zuwachs abzielenden Bevölkerungspolitik, wie sie eben jetzt in diesen Kriegstagen überpatriotische Gedankenspatzen von allen Dächern herabpfeifen" (Eulenburg[10])), wird von anderer Seite Einfluß auf den Fortpflanzungs-Gedanken und -Willen im Sinne vornehmlich einer „Qualitätsleistung" zu gewinnen gesucht.

Obwohl dem Judentum das „Mehret euch" vor allem oberste Satzung und Lebensregel war, ist ihm doch der Gedanke nicht fremd gewesen, daß es nicht nur darauf ankommen kann, daß, sondern auch, was gezeugt und geboren werde. Die altjüdische Gesetzgebung enthielt Bestimmungen und Verbote, die ihre hygienischen Strebungen auf Grundsätze auch auf den Fortpflanzungs-

---

8) A. a. O.
9) Vgl. Anm. 9, Abschn. VI.
10) A. a. O.

gedanken übertrugen[11]). Lykurgs spartanische Staatsverfassung, Platos und Aristoteles' philosophisch-politische Systeme zielten nicht allein, nicht einmal vornehmlich auf zahlreiche, sondern auf gesunde und kräftige Kinder. Überhaupt kannten wohl sämtliche alten Kultur-, kennen wohl auch die meisten Naturvölker der Vergangenheit und Gegenwart gleichsinnige Tendenzen, mit denen sie auf die Beschaffenheit ihres Nachwuchses einzuwirken suchen. Nur die Maßstäbe, an denen sie diese Beschaffenheit bewerten, und die Methoden, mit denen sie den Einfluß auf sie zu gewinnen trachten, sind mannigfaltig und den jeweiligen Kultur- und Gesellschaftsformen angepaßt. Mit der modernen Rationalisierung wurden diese Ideen wieder lebendig — wenn auch in anderer Färbung und aus neuen Quellen gespeist. Liegt doch das Wesen der geschlechtlichen Rationalisierung unserer Zeit gerade auch mit in der sich immer mehr verbreitenden und vertiefenden Vorstellung begründet, daß Kinder-in-die-Welt-Setzen an und für sich eine einigermaßen wertlose Leistung, und daß jedenfalls der bessere Teil der Fortpflanzung nicht die Zeugung, sondern die Erziehung sei. Nun wurde aber durch die Fortschritte in den wissenschaftlichen Erkenntnissen die Wertschätzung aller erzieherischen Einwirkungen in ihrer Bedeutung für die Entwicklung und Tüchtigkeit des Nachwuchses vielfach erheblich verringert, und die Biologie schien zu lehren, daß der Wert des Menschen nur durch seine Konstitution bedingt wird. So begannen einzelne Persönlichkeiten und ganze Gruppen nach einer naturwissenschaftlichen Neuorientierung des Fortpflanzungs-Gedankens und -Willens zu streben — mit dem Ziel, „Eugenik" (Galton[12])), „Züchtungspolitik" (Koßmann[13])), „Rassenhygiene" (Schallmayer[14])) u. dgl. zu erwirken und zu treiben. Die theoretische Grundlage dieser Versuche, auf die Qualität der Zeugungsprodukte Einfluß zu gewinnen, ist die Vererbungswissenschaft, wie sie durch die Darwinsche Entwicklungslehre eingeleitet und im letzten Jahrzehnt durch die neuentdeckten und weiterverfolgten Experimente und Feststellungen Gregor Mendels in ungeahnter Weise befruchtet worden ist; ihre praktischen Unterlagen liefern die zum Teil viel älteren Erfahrungen über willkürliche Verbesserung und Veränderung der Haustierrassen. In Amerika — dem Lande der am weitesten vorgeschrittenen Rationalisierung des gesamten Lebensstiles und somit des Geschlechtslebens insbesondere — geht, wie G. v. Hoffmann[15]) berichtet, „Galtons Traum, die Rassehygiene werde zur Religion der Zukunft, seiner Verwirklichung entgegen". Bei uns haben diese Bestrebungen derartige Erfolge nicht, zum min-

[11]) Siehe insbesondere die eingehenden Arbeiten von H. L. Eisenstadt und die interessanten Aufsätze von Ratner; vgl. auch: Die Hygiene der Juden. Herausgegeben von Grunwald. Dresden 1911.

[12]) Hereditary Genius, London 1869.

[13]) Berlin 1905.

[14]) A. a. O. und „Einführung in die Rassenhygiene", mit annähernd erschöpfendem Literaturverzeichnis. S.-A. aus: „Ergebnisse der Hygiene . . . . ", II. Bd.

[15]) Die Rassenhygiene in den Vereinigten Staaten von Nordamerika. München 1913 und neuerdings: Künstliche Unfruchtbarkeit nach den Erfahrungen in den Vereinigten Staaten von Nordamerika. In Placzek a. a. O.

desten: noch nicht erreicht. Sie widerstreiten unzweifelhaft unserer ganzen „Sexual-Philosophie" (Th. Sternberg[16])), kommen aber der modernen Rationalisierung des Geschlechtslebens insofern sehr entgegen, als sie diese Rationalisierung nicht nur als berechtigt anerkennen, sondern sie ja noch erweitern und vertiefen wollen — nur eben nach einer neuen Richtung hin und mit anderen Methoden. So ist es gerade wieder unter gewissen Wirkungen des Kriegserlebnisses wohl möglich, daß die auf die Unterordnung des Fortpflanzungs-Gedankens und -Willens unter die Normen und Gesichtspunkte einer „politischen Anthropologie" (L. Woltmann[17])) oder einer „biologischen Politik" (Schallmayer[18])) gerichteten Bestrebungen in Zukunft stärkeren Widerhall als bisher finden werden — stärkeren auch als diejenigen, die auch schon nach früheren Kriegen sich geltend zu machen versuchten. Ist bei ihnen auch das Interesse doch wesentlich noch ein quantitativ-bevölkerungspolitisches gewesen, so hatte es daneben auch auf eine Verbesserung der durch den Krieg bedrohten Bevölkerungs-Qualität hingezielt.

Nach dem 30jährigen Kriege war es namentlich der damals bekannteste Staatsrechtslehrer v. Seckendorff[19]), der die Staatsmacht bewußt in den Dienst der Fortpflanzung stellen wollte. Ihm ging der Zweck der Gesetze dahin, „daß der leute und unterthanen viel und derselben auch gesund und also zu ihrer Verrichtung tauglich und geschickt seyn mögen". Um dieses Ideal zu erreichen, vertrat v. Seckendorff eine Reihe sozialpolitischer Forderungen, so vor allem hygienische Schutzmaßnahmen, insbesondere die Verbesserung der Geburtshilfe, die Beschaffung „tüchtiger" Nahrungsmittel und die Fürsorge für arme und notdürftige Menschen. Andere Zeitgenossen sahen gleichfalls in der Menge des Volkes die Wurzeln der Macht und des Reichtums eines Staates; sie forderten u. a. eine kräftige Siedlungs- und Wohnungspolitik. Um schon auf direktem Wege eine schnellere Bevölkerungsvermehrung zu erzwingen, wurden besondere Ehegesetze erlassen. Die Vielweiberei wurde als „das souveränste Mittel", ein Land zu „peuplieren", angesehen. Sodann wurde allen männlichen Personen unter 60 Jahren der Eintritt in die Klöster verboten. Den Priestern und Pfarrherren, soweit sie nicht durch ein klösterliches Gelübde gebunden waren, wurde die Heirat erlaubt[20]). Ledigensteuern für beide Geschlechter wurden vielerorts eingeführt. Die Juden dagegen mußten, „um ihre Vermehrung zu vermindern", außer ihrem Schutzgeld noch eine hohe Verehelichungssteuer entrichten. Durch die Regelung der Ein- und Auswanderung erreichte Brandenburg-Preußen einen doppelten Zweck. Erstens die Vermehrung der Bevölkerung, zum andern aber die Urbarmachung weiter Landstriche. Während der Große Kurfürst Hugenotten und niederländische Ansiedler ins Land rief, bot sein Enkel Friedrich Wilhelm I. den

---

[16]) A. a. O.

[17]) Eisenach 1903.

[18]) A. a. O., a. a. O.

[19]) Nach einem Bericht im Leipziger Tageblatt v. 7. 4. 18.

[20]) Am 14. Februar 1650 wurde vom fränkischen Kreistag in Nürnberg folgender Beschluß gefaßt: „. . . (es) seinds auff Deliberation und Beratschlagung folgende 3 Mittel vor die bequemste und beyträglichste erachtet und allerseits beliebt worden. 1. Sollen hinfüro den nechsten 10 Jahren von Junger mannshaft oder Mannßpersonen so noch unter 60 Jahren sein, in die Klöster ufzunemmen verbotten, vor das 2te denen Letzigen Priestern, Pfarrherrn, so nicht ordensleuth, oder auff den Stifftern Canonicaten sich Ehelich zu verheyrathen; 3. Jedem Mannßpersonen 2 Weiber zu heyrathen erlaubt sein: dabey doch alle und jede Mannßperson ernstlich erinnert, auch auf den Kanzeln öffters ermahnth werden sollen, sich dergestalten hierinnen zu verhalten und vorzusehen, daß er sich völlig und gebürender Diskretion und versorg befleißige, damit Er als ein Ehrlicher Mann, der ihm 2 Weiber zu nemmen getraut, beede Ehefrauen nicht allein notwendig versorge, sondern auch unter ihnen allen Unwillen verhüllte." (Scherer: Deutsche Kultur- und Sittengeschichte, 11. Aufl., S. 322 ff. — Zit. nach Kemmerich: Kultur-Kuriosa, I. Bd. München o. J.)

17 000 vertriebenen Salzburgern in Preußisch-Littauen eine Freistatt. Durch diese Innenkolonisation soll sich Preußens Bevölkerung bis zum Jahre 1740 um etwa 600 000 Menschen, gleich 25 Proz. der Gesamteinwohnerschaft, vermehrt haben.

Friedrich der Große setzte, um der in seinem Lande infolge der schlesischen Kriege eingetretenen Bevölkerungsverminderung zu begegnen, die Ansiedlungspolitik kräftig fort. Daneben half er aber auch durch allerlei Lockmittel der Volksvermehrung nach. Als er nach dem siebenjährigen Kriege die Zahlenlotterie „zum guten Fortgang der Manufakturwaren" einführte, bestimmte er, daß bei jeder Ziehung fünf armen, im Lande geborenen Mädchen zum Zwecke ihrer Verheiratung, eine bare Aussteuer von 50 Talern ausgezahlt werden sollte.

Im Grundsätzlichen sind es dieselben Tendenzen und die gleichen Mittel wie diejenigen, die auch von der modernen Rassenhygiene vertreten werden [21]). Diese unterscheidet eine positive, d. h. auf Vermehrung und Förderung der Fortpflanzung aller mit guten Vererbungsaussichten ausgestatteten Individuen hinzielende — und eine negative, d. h. die Verringerung und Verhinderung der Fortpflanzung aller minderwertigen Genotypen erstrebende Sexualpolitik. Die verschiedenen nach diesen beiden Richtungen hin erhobenen Forderungen, Umfang und Grenze ihrer Berechtigung und ihre Aussichten auf Annahme und Erfolg im einzelnen darzulegen, ist im Rahmen dieser Untersuchung unnötig. Für sie kommt es nur darauf an, festzustellen, daß hier Möglichkeiten sich zeigen, den Fortpflanzungs-Gedanken und -Willen unter Einflüsse zu bringen, die, wenn sie sich durchsetzen, in der Geschichte der menschlichen Preokreationsweise eine neue Epoche bedingen würden. Gegenüber der bisher zum allergrößten Teil von sozialen, an zweiter Stelle von ökonomischen, aber nur ausnahmsweise von individualhygienischen und fast gar nicht von rassehygienischen Rücksichten geleiteten Fortpflanzungspsyche sowie gegenüber der in der übergroßen Mehrzahl der Fälle überhaupt völlig planlos erstrebten und praktizierten Geburtenprävention muß der Versuch einer allgemeinen zielbewußten eugenischen Orientierung auf das lebhafteste begrüßt und gefördert werden, wobei — nebenbei bemerkt — diese Orientierung schon die Eheschließung bestimmen soll [22]). Indessen sind der besonderen Form und Art der gegenwärtigen Strömung im wesentlichen zwei Einwände entgegenzuhalten. Einmal betrachtet sie die körper-

---

[21]) Auch die Forderung nach gesetzlicher Einführung oder doch Anerkennung der Polygamie fehlt bei ihr nicht. Schon vor dem Kriege war sie, wie früher bereits beiläufig erwähnt worden ist, von Einzelnen und von ganzen Gruppen erhoben worden. Fast durchgängig verknüpfen sich mit ihr antisemitische Tendenzen, die auch in die eugenische Bewegung überhaupt einzudringen trachten, — ebenfalls in Übereinstimmung mit älteren bevölkerungspolitischen Bestrebungen (s. o.). So betont z. B. F. Siebert den „völkischen Gehalt der Rassenhygiene" (München 1917) und macht in einem Aufsatz über „Heilkunde und Sittlichkeit" (Armeezeitung Wilna, 26. 5. 1918) folgende Ausführungen: „Unsere Persönlichkeit ist abhängig von der Art des Blutes, das in unseren Adern kreist. Und so heißt die sittliche Forderung der Erbgesundheitspflege: Du sollst nicht nur gesunde Kinder, sondern Kinder deiner Art haben. Unsere Art aber ist die deutsche Art. Nicht darum ist es zu tun, daß irgendwelche Menschen auf der Erde sind, sondern daß Deutsche, die von Deutschen abstammen, da sind." Die gründlichste und eindrucksvollste „Einführung" in Wesen und Gehalt der Rassenhygiene gibt Schallmayer (a. a. O.); einen guten „Überblick" auch Lenz (Jahreskurse für ärztl. Fortbildg., Oktoberheft 1917).

[22]) Siehe hierzu Max Marcuse: Zur Rationalisierung der Eheschließungen — a. a. O.

liche Konstitution als das allein über den Wert des Menschen, insbesondere des Nachwuchses Entscheidende und bedroht somit von der Tiefe aus alle Kultur. Ist gerade von ärztlicher wie überhaupt naturwissenschaftlicher Seite her zwar dem Satze mens sana in corpore sano weitgehende Berechtigung zuzuerkennen, so heißt es doch die in ihm liegende Wahrheit bis zur Unerträglichkeit übertreiben und mißbrauchen, die Gesundheit, das bedeutet hier: die mit naturwissenschaftlichen Methoden feststellbare ererbte und vererbbare Organbeschaffenheit, zum einzigen Regulator und Wertmesser des Lebens und seiner Weitergabe an eine neue Generation zu machen. Zweitens aber darf die sog. „Eugenik" keinesfalls den Anspruch schon hinreichend guter wissenschaftlicher Begründung erheben, da die Erblichkeits- und Vererbungs-Forschung noch voll der Probleme, insbesondere die Nutzanwendung ihrer theoretischen Ergebnisse auf die Realitäten des menschlichen Lebens nur erst in ganz beschränktem Maße möglich ist[23].

Unter den um die Herrschaft über den modernen Fortpflanzungsgedanken Kämpfenden ist ganz besonders einer Macht zu gedenken, für die es dabei nicht nur um das Bevölkerungs-Problem, sondern um ihre eigene Zukunft geht. Der Katholizismus fühlt sich — wie aus den früheren Hinweisen hervorgeht: noch immer mit einigem Recht — als das letzte Bollwerk gegen die Rationalisierung des Geschlechtslebens. Mit seinem grandiosen Organisationsgeschick und seiner gewaltigen Suggestivkraft hat er noch sehr großen Menschengruppen die naive Sexualpsyche bewahrt. Aber: daß diese im Strom des modernen Lebens nun nicht mehr lange mehr wird standhalten können und sogar im Kreise der Frommen und Gläubigen nachgerade sehr bedenklich zu schwanken beginnt — dieser Einsicht verschließt er sich selbstverständlich nicht. Und so bleibt auch ihm weiter nichts übrig, als von der „Ratio" — die er auf die Dauer nicht unterdrücken kann — wenigstens alle „sündhaften" Einflüsse abzuwehren und sie der christlichen, d. h. für ihn: katholischen Empfindungsweise und Sinnesart zu erhalten und zu gewinnen. Der Krieg hat begreiflicherweise auch ihn, durch berufene Vertreter und Anhänger, zu programmatischen, literarischen Kundgebungen veranlaßt, deren imposanteste das von Martin Faßbender[24] herausgegebene Sammelwerk darstellt. Alle in ihm enthaltenen Abhandlungen ruhen auf der gemeinsamen Grundlage „christlicher Weltanschauung". Die Beziehungen dieser zum Fortpflanzungs-Gedanken und -Willen stellt der Münchener Theologieprofessor F. Walter[25] in grundsätzlichen Erörterungen dar.

Die christliche, d. h. hier also regelmäßig: die katholische Ethik, kennt „kein sexuelles Problem in dem Sinne, als ob über Wesen und Zweck der Geschlechtsverbindung zweier Menschen, sowie über die damit verknüpften Pflichten ein Zweifel bestehen könnte"; sei doch die Ethik des Geschlechtslebens „durch den unzweideutigen Willen des Urhebers der Natur ein für allemal festgelegt". „Ein Handeln nur um der Lust willen

[23]) Über den gegenwärtigen Stand der Vererbungslehre orientiert in den Grundlinien am besten wieder Schallmayer — in Placzek, a. a. O.

[24]) Des deutschen Volkes Wille zum Leben. Freiburg i. B. 1917.

[25]) Sexualethische Probleme der Bevölkerungsfrage. — A. a. O.

und unter Ausschluß eines höheren Zweckes ist unsittlich"; mithin ist die Trennung des Geschlechtsverkehrs von der Fortpflanzung „unnatürlich, unvernünftig, unsittlich und darum Sünde". „Wo wirklich schwerwiegende Gründe der Erzeugung eines Kindes entgegenstehen, da ist der Ausweg nicht künstliche Vereitlung, sondern Verzicht auf den ehelichen Umgang." „Die sittlichen Rücksichten, die jemand vor Eintritt in die Ehe auf das Wohl und Wehe anderer nehmen muß, können und dürfen vom Staat nicht erzwungen werden." Die Forderung der Rassenhygiene „entspricht ganz dem Geist des Materialismus" und „erniedrigt die Ehe zur Zucht- und Brutanstalt für Nachkommenschaft". „Nur das Gewissen, nicht aber die Sozialpolitik ist der entscheidende Faktor zur Verhütung des Geburtenrückganges."

Es kommt mir nicht zu und gehört auch wieder nicht zur Aufgabe der vorliegenden Studie, zu diesen Auffassungen im einzelnen Stellung zu nehmen. Liegen sie doch größtenteils ihrer ganzen Konzeption nach außerhalb jedes Rechtes und jeder Möglichkeit der Diskussion. Ich darf aber in Erinnerung an gelegentliche frühere Bemerkungen ausdrücklich hervorheben, daß ich in der Betrachtung der Bevölkerungsfrage als vornehmlich eines psychologischen Problems mit einem wesentlichen Grundsatz der Gedankengänge übereinstimme. Auch für mich liegt seine Lösung „hauptsächlich auf dem Gebiete des Seelisch-Geistigen", wenn ich sie auch anders und auf anderen Wegen suche. Mit dem Katholizismus versuchen — ganz unzulänglicherweise — selbstverständlich die protestantisch-kirchlichen Kreise in der Einflußnahme auf den Fortpflanzungs-Gedanken und -Willen zu konkurrieren. Es erscheint kaum möglich, daß der Protestantismus, selbst wenn ihm die gleichen psychischen und äußeren Mittel wie der katholischen Kirche zur Verfügung stünden, jetzt noch den Vorsprung, den diese gewonnen hat, einoder gar überholen kann, und gerade die Geburtenbewegung und die ihr zugrunde liegende Tendenz der Rationalisierung der Sexualpsyche stellt eine fortschreitende Zurückdrängung des evangelischen Bevölkerungsanteils durch den katholischen in sichere Aussicht. Protestanten und Westjuden steht wegen der vorgeschrittenen Rationalisierung ihres Geschlechtslebens das gleiche Schicksal bevor, und Deutschland wird ein katholisches Land werden. Das ist zunächst nur ein Vorgang der Bevölkerungsbewegung. Inwieweit er auch einen konfessionell- und sexual-psychischen Prozeß bedeutet, ist nicht vorauszusehen. Daher ist auch über seine Wirkung auf den Fortpflanzungs-Willen und -Gedanken nichts vorauszusagen. Von kirchlicher Seite wird ja eine Wiederbelebung des christlich-religiösen Geistes durch den Krieg und seine Folgen erwartet. Geschieht dies, so jedenfalls nicht auf den von diesen Kreisen gezeigten Wegen, die angeblich gleichermaßen zur nationalistischen Machtpolitik und zur weltumfassenden Friedens- und Liebes-Lehre Jesu führen!!

Meine früheren Erhebungen haben den beträchtlichen Anteil der Frau an der intellektuellen Urheberschaft des ehelichen Präventivverkehrs ergeben und für die in weitem Umfange bestehende Gebärunlust des Weibes Belege erbracht. Der Arzt, aber auch jeder andere urteilsfähige Kenner und Beobachter der Tatsachen des Lebens, des Frauenlebens vor allem, bedurfte solcher Beweise kaum. Es ist keine Frage, daß diese Wandlung der Frauenpsyche eine weit stärkere Abkehr von ursprünglichen und bis in unsere

Eltern- oder doch Großeltern-Generation bestandenen geistig-seelischen Bedingungen bedeutet als die gleichsinnige Umstimmung des Mannes. Fraglos auch, daß — während dieser trotz der hier vor sich gegangenen Entwicklung immer noch seinen Typus im wesentlichen bewahrt hat, das Weib durch ihn von Grund auf in seinem Geschlechtstypus verändert wurde. „Weib", „Frau", „Dame" — bezeichnen nach Th. Lessing[26]) als Symbole den Verlauf dieses Prozesses. Dann würde jedoch zum mindesten noch eines Seitenweges zu gedenken sein, nämlich desjenigen, der zur geschlechtslosen Frau und zum Mannweib führte. Nur wessen Blick an der Oberfläche haften bleibt, stünde verständnislos der Feststellung gegenüber, daß die gesunde Sinnlichkeit im erwachsenen Mädchen ständig sinkt und die Frigidität der Frauen zur Durchschnittserscheinung zu werden im Begriffe ist[27]). Alle diese Dinge wurden früher bereits berührt. Hier sollen sie nur im Zusammenhange mit

---

[26]) Ein Essay. München 1910.

[27]) Eine Untersuchung über die nach Wesen und Genese noch zum Teil problematische Frigidität der Frau ist in diesem Zusammenhange nicht anzustellen. Ich halte in ihm aber das Problem für wichtig genug, um wenigstens zu wiederholen, was ich dazu gelegentlich meiner Würdigung der Arbeit von L. Fraenkel (a. a. O.) bereits früher ausgeführt habe (Max Marcuse, Sexualphysiologie und Sexualpsychologie des Weibes, Sexual-Probleme, 1914, S. 766 ff.): Sehr eingehend und interessant hat Fraenkel den Abschnitt „Dyspareunie" bearbeitet. Zu dieser rechnet er auch — meines Erachtens unzweckmäßigerweise — die Frigiditas sexualis der Frau, unter der er sowohl das Fehlen der Libido, wie das der Voluptas und des Orgasmus begreift. Über diese Erscheinungen klagen „von denjenigen Frauen, die den Gynäkologen aufsuchen, etwa ein Drittel, die Frauen nicht mitgerechnet, die keineswegs deswegen zum Arzt kommen". „Die Frauen gehören keinem bestimmten Typus an, weder körperlich noch seelisch. Libido und Voluptas scheinen gleich häufig zu fehlen, durchaus aber nicht immer zugleich. Mit Kälte des sonstigen Empfindungslebens, der Abneigung gegen den Koitus scheint die Frigiditas sexualis nicht parallel zu laufen, auch hat sie nichts oder selten etwas mit dem Grade der Zuneigung zu tun." „Zweifellos ist das Fehlen der sinnlichen Begierden ein Defekt; bei der außerordentlichen Verbreitung aber dieses Defektes werden wir indessen nicht berechtigt sein, von einer funktionellen Unterwertigkeit oder gar von einer Krankheit zu sprechen, und daher darf seine klinische Bewertung keine sehr weitgehende sein...." Bezüglich der Ursachen hält Fraenkel mit Recht unsere Kenntnisse und Vorstellungen noch für gänzlich ungenügend; ich vermisse aber einen Hinweis auf die Tatsache, daß sehr viele von diesen frigiden Frauen bei unmittelbar hintereinander wiederholter Kohabitation bei dem zweiten oder dritten Akt doch noch zu einem vollen Orgasmus kommen, ebenso bei einem von dem Manne — zum größeren „Vergnügen" seiner Frau und zum schweren Schaden des eigenen Nervensystems — willkürlich sehr lange hingezogenen Koitus. Es ist unzweifelhaft, daß der anscheinend fehlende Orgasmus der Frauen in sehr zahlreichen Fällen nicht ein absoluter, sondern nur ein relativer Mangel ist und auf dem ungleichmäßigen Verlauf der psycho-physischen Kurve des Sexualaktes bei beiden Geschlechtern beruht. Vom Standpunkte des Weibes leidet die Mehrzahl der Männer an „Ejaculatio praecox". Es handelt sich hier um eine der Disharmonien, an denen die geschlechtlichen Beziehungen zwischen Mann und Weib leider so reich sind, und es fragt sich nur, ob diese Erscheinung eine natürliche, durch die körperlichen und seelischen Sexualcharaktere bedingte, oder aber auch ein „Kulturprodukt" ist. Hinsichtlich der Verbreitung der Frigidität bei der Frau im Sinne nicht der fehlenden Libido — diese Erscheinung tritt nach meinen Erfahrungen weit hinter dem fehlenden Orgasmus zurück —, sondern eben im letzteren Sinne reichen auch die hohen Schätzungen Fraenkels meines Erachtens noch nicht an die Wirklichkeit heran. Der Verfasser betont mit Recht die Schwierigkeit, für solche Schätzungen verläßliches Material zu gewinnen und hätte dabei namentlich noch auf die instinktive Gewohnheit der meisten frigiden Frauen hinweisen sollen, ihre Frigidität vor dem männlichen Partner — dem illegitimen, wie dem legitimen — zu dissimulieren und eigene Wollustgefühle bei der Kohabitation mit großem Geschick vorzutäuschen. Ich

der Frauenbewegung beleuchtet werden. Die Meinung ist falsch, daß diese schuld sei an der Geschlechtswandlung der Frau. Sie ist nur Ausdruck und Folge ihrer. Darum fehlt auch den Klagen und Anklagen M. v. Grubers [28]) und anderer über den zerstörenden Einfluß der Frauenbewegung ein hinreichendes Unterscheidungsvermögen gegenüber den kausalen Beziehungen. Das schließt nicht aus, sondern ein, daß, wie Moll [29]) sich ausdrückt, „die Frauenbewegung nicht so ganz von der Vermännlichung des Weibes zu trennen ist“, und man kann mit ihm auch ohne weiteres annehmen, daß ein Teil der Vermännlichung des feministischen Frauentypus nicht Natur, sondern „Kunst“ ist, d. h. daß von dem ganzen „Milieu“ der Frauenbewegung gewisse suggestive Wirkungen ausgehen. Aber es bleibt unzulässig, die Frauenbewegung nach ihren Auswüchsen zu beurteilen, die überdies schon im wesentlichen sich überlebt haben. Denn auch die Frauenbewegung hat gewisse Typen-Wandlungen durchgemacht, die denjenigen annähernd vergleichbar sind, die Marianne Weber [30]) — als die heroische, die klassische, die romantische Epoche — an den studierenden Frauen in einer klugen und schönen Studie unterscheidet, womit sie nicht das Auch-noch-nebeneinander-bestehen der verschiedenen Typen leugnen will [31]). Und dann ist — im Zusammenhange damit — die Heterogenität der sog. Frauenbewegung wohl zu beachten, infolge deren es nicht angängig ist, Strebungen und Anschauungen bestimmter Gruppen oder gar einzelner Persönlichkeiten innerhalb ihrer als solche der Frauenbewegung schlechthin auszugeben und zu bewerten. Der sogenannten Mutterschutzrichtung z. B. ist schon früher gedacht worden: aus ihr gerade ertönte bekanntlich der schrille „Schrei nach dem Kinde“, der jedoch eine starke Mutterschaftssehnsucht bezeugte, und andererseits wurde gerade zuerst im „Bunde für Mutterschutz“ die Forderung des „Gebärstreikes“ [32]) erhoben. Die sozialdemokratische Frauenbewegung nimmt dem Fortpflanzungs-Gedanken und -Willen gegenüber eine andere Stellung ein als die bürgerliche, — die christliche, insbesondere die katholische eine andere als die rein ethisch und sozial orientierte usw. usw. Da im allgemeinen der Grundsatz Geltung be-

---

weiß, daß auch ärztliche Ehemänner dauernd dieser Täuschung unterliegen. Für das Zustandekommen der Befruchtung ist die Frigiditas übrigens — auch nach Fraenkel — nicht bedeutungslos, aber von geringem Belang.

[28]) Ursachen und Bekämpfung des Geburtenrückganges im Deutschen Reich. München 1914.

[29]) In seinem „Handbuch der Sexualwissenschaften“. Leipzig 1912.

[30]) Typenwandlungen der studierenden Frau. — Die Formkräfte des Geschlechtslebens. Berlin 1908.

[31]) Scheler (Abhandlungen und Aufsätze, Leipzig 1915) will einen prinzipiellen Unterschied gemacht wissen zwischen der älteren, wesentlich auf ökonomische Verselbständigung gerichteten Frauenbewegung — die nach einer natürlichen Selektion einen mehr „virilen“ Frauentypus in ihren Vertreterinnen ins Leben gerufen habe — und der jüngeren, hauptsächlich gerade sexual-ethische Ziele verfolgenden, die demgemäß auch wieder einem mehr echtweiblichen Typus zusteuert (zit. nach Eulenburg, a. a. O.).

[32]) Vgl. Sexual-Probleme, 1908, S. 218. Erst später wurde das Schlagwort von der sozialdemokratischen Propaganda aufgegriffen. Siehe hierzu meine Bemerkungen im „Ehelichen Präventivverkehr“, a. a. O., S. 128 f.

anspruchen darf, daß die Ideen und Ziele einer „Bewegung“ nach den Erklärungen dieser bzw. ihrer berufenen Vertreter selbst aufgenommen und gewürdigt werden müssen, seien hier zur annähernden Kennzeichnung der Beziehungen zwischen Frauenbewegung und Fortpflanzungs-Gedanken aus den programmatischen Ausführungen von Anna Lindemann[33]) und von Gertrud Bäumer[33]) folgende Sätze wiedergegeben:

Lindemann: „Neu ist für uns nur die Beschäftigung mit der Bevölkerungsfrage als Gesamtheit. Mit einzelnen ihrer Elemente hat sich die Frauenbewegung stets beschäftigt — natürlich, wie hätten wir dem entgehen können? Wir sind dabei sogar gelegentlich in den Ruf gekommen, die ganze deutsche Frauenbewegung sei neomalthusianisch gerichtet. Ich verstehe ganz gut, wie eine solche Auffassung entstehen konnte. Denn jede ernste und aufrichtige Frauenbewegung muß sehr bald auch an die dunklen und schreckenvollen Abgründe im Frauenleben hinführen. Dort sieht man aber nicht die Mutter in ihrer Erhöhung, — dort sieht man die übermäßig beladene, die bis aufs letzte ausgesogene, unter einer übermenschlichen Last zusammenbrechende Mutter mit ihren elenden, verkümmerten Kindern, und die reiche Ernte, die der Tod unter ihnen hält. Es ist das Einzig-Natürliche, das selbstverständlich Menschliche, daß vor solchem Elend die gesunde, glücklichere Frau nur das eine Empfinden hat: so etwas darf nicht sein . . .“.

Bäumer: „Es scheint, daß bei den Bevölkerungspolitikern die feine Grenze, auf der hier ein unverbrüchliches, sittliches Gebot das Recht des Staates von der unantastbaren Sphäre persönlicher Verantwortung scheidet, nicht immer deutlich empfunden wird. Um so stärker sollten in all diesen Erörterungen die Frauen den alten Kantschen Grundsatz betonen, daß der Mensch Selbstzweck ist und nicht zum Mittel — auch nicht für den Staat — erniedrigt werden darf. Auf die Bevölkerungsfrage angewendet, bezeichnet dieser Satz die von Frau Lindemann schon erläuterte Gesinnung, die das Leben um des Lebens willen schaffen will, und der jeder außerhalb dieses heiligen Selbstzweckes liegende Antrieb — und wäre es ein so hoher, wie die Blüte der Nation — als eine Entwürdigung und Herabsetzung des Menschen erscheinen muß. In diesem Satz liegen die Grenzen der Bevölkerungspolitik ein für allemal beschlossen: der Staat darf nicht äußere Motive an die Stelle des persönlichen Willens zur Elternschaft schieben wollen — in keinem Sinne. Seine Aufgabe kann vielmehr nur darin liegen, diesen Willen von sozialen Hemmungen zu befreien. Die Beeinflussung dieses Willens selbst liegt in einer Sphäre des geistig-persönlichen Lebens, in der keine ‚Politik‘ irgendwelcher Art etwas zu tun haben darf. Er gewinnt seine Macht — und darf sie nur gewinnen — aus einer Gesinnung, die nur von innen heraus, nicht von außen her geschaffen werden kann. . . .“

Es sei wiederholt: will man den Zusammenhang zwischen Frauenbewegung und „Geburtlichkeit“ (wenn wir diesen von G. v. Mayr[34]) nur für eine statistische Kategorie geprägten Ausdruck in einem auf den ganzen Ideen- und Tatsachen-Komplex des Fortpflanzungsproblems übertragenen Sinne anwenden dürfen) richtig verstehen, so darf in jener nicht die Ursache, sondern allenfalls eine Förderung, nicht die Quelle, sondern allenfalls ein Zustrom der ganz unabhängig von ihr eingesetzten Geistes-, Kultur- und Sozial-Entwicklung gesehen werden, die beide Geschlechter sich unterworfen hat. In der Seele der Frau spiegelte sie sich freilich in sinnfälligeren Symptomen und mit nachhaltigeren Auswirkungen wider, indem in ihr der „Wille zur Gegenwart“ sich kristallisierte. „Der Zukunftswille aber fand in ihrer Seele keinen Wachstumsboden mehr. Von den Frauen, die nach dem zweiten Kinde schon im dritten eine Lebensbedrohung sahen, von den Frauen, die nach einem

[33]) Im Jahrbuch des Bundes Deutscher Frauenvereine für 1917, das dem Thema „Frauenberufsfragen und Bevölkerungspolitik“ gewidmet ist. Leipzig und Berlin 1917.

[34]) Statistik und Gesellschaftslehre. Freiburg 1907.

Kinde schon glaubten, ihre heilige Verpflichtung erfüllt zu haben, Weltenmutter zu sein, bis zu der allerdings nur kleinen Zahl von Frauen, die in gewollter Sterilität nur das Eine erstrebten, dem Manne ihrer Liebe treue Gefährtin, Kameradin und Helferin zu sein — nur ein Schritt" (W. Liepmann[35])). Es ist klar, daß damit aber nur einer der Wege gezeigt ist, die hier die Entwicklung ging, und daß insbesondere bei den Frauen der unteren Sozialschichten der Psychomechanismus anders funktioniert.

Auch die Frauenbewegung kann und will nicht unberührt bleiben von dem ungeheuren Kriegserlebnis unserer Jahre, das das Problem der Geburtlichkeit und seiner Lösung durch eine Geburtenpolitik ja überhaupt erst der Anteilnahme weiterer Kreise nahegebracht hat. Da ist es von Interesse, mit welcher Beweisführung schon in dem Jahre vor Ausbruch des Krieges Robert Hessen[36]) in einem einigermaßen abseitigen, aber sehr gedankenreichen Buch die Frauenbewegung für den Geburtenrückgang verantwortlich machte:

„Bei den Frauen aber wirkt ganz in der Tiefe wohl noch eine Art von Trotz. Sie sind früher in rücksichtsloser Weise ausgenutzt worden, haben ihr Letztes daran geben müssen, um die Torheiten männlicher Politik, unglücklicher Kriege mit Fremdherrschaft und Seuchen, dazu die Folgen wirtschaftlicher Entvölkerung wettzumachen durch Hinstellung immer neuen Menschenmaterials. Niemand hat ihnen dafür gedankt; immer sollen es männliche Leistungen gewesen sein, durch die die Nation schließlich wieder hoch kam. Was ist allein in den Napoleonischen Kriegen der deutsche Mutterschoß bemüht worden für französisches Kanonenfutter! Hunderttausende mußten geboren werden, um andere Deutsche zu fällen oder von ihnen gefällt zu werden. Wär es ein Wunder, wenn viele Frauen heut im Innersten dächten: Wozu das?... Wir wollen uns nicht länger so verbrauchen lassen, wir wollen über uns selbst bestimmen."

Hierauf erwidert Th. Sternberg[37]), einer unserer selbständigsten und klarsten Denker, folgendes: „Der Grundgedanke ist unzutreffend. Zu solcher Erwägung kommt die Frauenseele ‚auch ganz in der Tiefe' nicht. Die Neuauffüllung nach dem Kriege wurde von der Frau nie als Beschwerde empfunden, im Gegenteil, es verbindet sich mit dieser nach Kriegen allgemein durchgreifenden Neuerweckung jungen Lebens zum Ersatz und Trost für die Gefallenen ein Zug des Wohlgefühles der Volksseele, zumal auch der weiblichen . . .". Sei es nun, daß Sternberg die Zusammenhänge auch im Hinblick auf vergangene Zeiten doch falsch sieht, sei es, daß dieser Krieg, den wir erleben, in seiner Einzigartigkeit an erschütternder Gewalt auch in Hinsicht auf seine sexual-psychischen Nachwirkungen mit keinem früheren vergleichbar ist — auf jeden Fall darf behauptet werden, daß dieser Krieg in der Tat den weiblichen Willen zum Kinde noch weiter lähmen, viele Mutterschafts-Sehnsüchte niederzwingen, ja in den Herzen und Seelen von Millionen von Frauen Angst und Schrecken züchten wird, Kindern das Leben zu geben. Hat sich überdies doch namentlich in dem letzten Jahrzehnt vor dem Weltkriege jene

---

35) Frauenpsychologie und Bevölkerungsproblem. — Der Frauenarzt, 1918, 1.
36) Die Philosophie der Kraft. Stuttgart 1913.
37) Besprechung des Hessenschen Buches in den Sexual-Problemen, 1914, S. 207 ff.

Wandlung gerade der Frauen vom naiven zum rationalen Wesen vollzogen, die sie gelehrt hat, zu denken und zu wollen — mehr noch: nicht zu wollen. „Arme Mütter, arme Väter“ — klagt W. Liepmann[38]) — „denen im Weltkrieg das einzigste, das ängstlich behütete Leben auf dem Altar des Vaterlandes als Opfer fiel; klingt nicht in eure Trauer hinein eine still mahnende Stimme, daß ihr dem Leben zu wenig gabt und daß drum der Tod euch alles nahm?“! Wer glaubt an dieser Stimme Macht auch nur über die einigen, die vielleicht sie vernehmen? Wen, der weiß, daß nicht wenige von den Eltern auch vieler Söhne in diesem Kriege den letzten ihres Blutes sinken sahen, wird jene Stimme überzeugen können?! Und ist wirklich das echtes Weibtum, heilige Mütterlichkeit, der Entwicklung letztes Ziel, wenn Marta Martius[39]) den Ruf ertönen läßt: „Wir wollen Kinder gebären, wir Frauen, nicht für uns, sondern für unser Vaterland. Soviel Kinder soll Deutschland haben, daß es gedeihen und wachsen kann“!? Die Gebärbereitschaft aus Nationalismus, aus patriotischer Pflicht — mit anderen Worten: die Einschätzung der Fortpflanzungsleistung des Weibes als „Wehrbeitrag der deutschen Frau“ (A. Grotjahn[40])) — scheint auch mir weder einem sittlichen Ideal, noch dem natürlichen Entwicklungsziele zuzustreben. Freilich: jenes „tiefe Grauen vor der Kinderzeugung“, das „Frauen und Mütter in dem großen Entsetzen über den unheilvollen Krieg“ ergriffen hat (O. Wingen[41])), droht zur Verdorrung zu führen. Die Frauenbewegung muß als ihre Aufgabe erkennen, die Weibesseele zwischen diesen beiden Schwingungen hindurchzuleiten auf den Wegen etwa, auf denen Marianne Weber[42]) zu ihrer gedankenreichen und gefühlswarmen Würdigung der „Formkräfte des Geschlechtslebens“ gelangt ist. —

In dem Kampf der Geister um den Fortpflanzungs-Gedanken und -Willen offenbart sich die ganze Zerrissenheit unserer Zeit und unseres Wesens. Alles noch ein Tasten und Schwanken, ein Ringen zwischen Sehnsucht und Not, zwischen uraltem Erbgut und neuer Erkenntnis — einer Erkenntnis aber, die noch ganz Stückwerk ist und die führende Idee noch nicht gefunden hat, die unseren Trieben ihre höheren Zwecke weisen kann. Nach diesen suchen wir und legen damit Zeugnis ab für das erwachte Persönlichkeitsbewußtsein und Verinnerlichungsbedürfnis des Menschen und somit für die „aufsteigende Entwicklung“ auch im Wandel des Fortpflanzungs-Gedankens und -Willens.

---

38) A. a. O.
39) Der Wille zum Kinde. Die Frau. Jan. 1917.
40) Deutsche Kriegsschriften, 17. Heft. Bonn 1916.
41) Die Beeinflussung des Fortpflanzungswillens durch den Krieg. Das neue Deutschland, 1916, 17/22.
42) A. a. O.

Namen-Register.

A. Marcus & E. Webers Verlag (Dr. jur. Albert Ahn) **in Bonn**

Die sexuelle Untreue der Frau

Eine sozial-medizinische Studie

von

Universitätsprofessor Dr. E. Heinrich Kisch

K. k. Regierungsrat

I. Teil: **Die Ehebrecherin**

Preis geheftet 4.50 M., gebunden 5.50 M.
Mit Teuerungszuschlag: geheftet 4.95 M., gebunden 6.05 M.

Inhalt:

I. **Die geschlechtliche Untreue der Frau:** Sexueller Treubruch. — Ehebrecherische Präludien. — Sittliche Wertung und Strafbarkeit der Untreue im Laufe der Zeiten. — Einfluß der Kultur. — Gesetzliche Strafbestimmungen in der Gegenwart.

II. **Die Kausalität der Geschlechtsuntreue der Frau:** Der weibliche Geschlechtstrieb, seine Anreizungen und Hemmungen. — Die Außenwelt und innere Reize. — Das Schwanken der Reizgröße. — Persönlichkeit des fremden Mannes, seine physischen und Geistesqualitäten. — Anziehung durch Gegensätzlichkeit, Abwechslung und Eitelkeit. — Die Macht der Gelegenheit. — Steigerung der Reizungen durch Kultur- und Gesellschaftsverhältnisse. — Beeinflussung und Hemmung der Willenskraft und weibliche Tugend. — Abhängigkeit von bestimmten Vorgängen im Genitale des Weibes.

III. **Phänomene des weiblichen Ehebruchs:** Geringere Entwicklung des sexuellen Triebes beim Weibe. — Unterschiede zwischen weiblichem und männlichem Geschlechtstriebe. — Anatomische, physiologische und psychologische Differenzierung. — Seelische Liebe und Geschlechtsakt. — Ehebruch oder Treue. — Verschiedene Typen der ehebrecherischen Frauen.

IV. **Der Muttertypus und die kinderlose Frau:** Der mütterliche Typus in der Ehe. — Das reine Weib. — Die deutsche Hausfrau. — Beständigkeit in der Treue. — Die Führung des Gatten. — Der Ehebruch durch Verschulden des Gatten. — Die kinderlose Frau.

V. **Die degenerierte Frau und der Ehebruch:** Ererbte und erworbene Entartung der Frau. — Die Ehelüge der Dekadentin. — Die Ehebrecherinnen der Plutokratie. — Das dämonische Weib. — Der Messalinentypus und seine Pathologie.

VI. **Die Wahlverwandtschaft als Motiv geschlechtlicher Untreue:** Die „unverstandene" Frau und ihre Affinität zum fremden Manne. — Die Goethesche Wahlverwandtschaft. — Anatomische und physiologische Motivierung in der Genitalsphäre.

VII. **Die emanzipierte Frau und ihre Untreue:** Die in der Liebe frei Wählende. — Die im Berufe stehende Frau ohne Geschlechtsbetonung. — Die geniale Frau. — Ehe unter Kollegen. — Die kokette Frau.

VIII. **Schlußwort und Rückblick:** Die Gegenwartsverhältnisse als günstiger Nährboden der ehelichen Untreue der Frau. — Ein sittlicher Umschwung durch den Krieg und seine Folgen, eine mächtige Weckung des Treusinnes zu erwarten.

Auszüge aus Besprechungen:

.... Häufige Beziehungen auf die einschlägige moderne Literatur beleben die Darstellung, die für den Arzt und Soziologen gleiches Interesse bietet und als ernste Arbeit gewertet sein will, die den hohen Wert der Frauentreue für das Glück der Ehe und den Aufstieg der Rasse einschätzt und preist. Büchermarkt 1917.

.... Alles in allem: Ein gutes Buch mit reiner Tendenz.
Neue Generation 1917.

.... Mit Recht kann man hier wirklich von einem Buche reden, wie es auf diesem Gebiete in der Weltliteratur bisher nicht seinesgleichen hat.
Deutsche Mütterzeitung 1917.

Mag man mit dem Verfasser auch über manchen Gedankengang und Leitsatz rechten können, das Buch als Ganzes bietet eine Fülle von Wissensbereichung, und diese ist den Ärzten ganz besonders zu wünschen, die, durch ihren Beruf mehr als andere Menschen gezwungen, psychische Eigenarten zu verstehen leider noch immer den gewichtigsten Faktor im Erdendasein, die Sexualität, allzuwenig kennen. Hier kann und soll Kisch's Buch belehrend wirken: Medizinische Klinik 1917.

II. Teil: **Das feile Weib**

Preis geheftet 5.40 M., gebunden 7.– M.
Mit Teuerungszuschlag geheftet 5.95 M., gebunden 7.70 M.

Inhalt:

I. **Die Prostitution des feilen Weibes:** Begriffsbestimmung der Prostitution. — Das charakteristische Merkmal der Bezahlung und der stetigen Untreue. — Verschiedene Arten der Prostitution in alter und neuer Zeit. — Beziehungen von Ehe und Prostitution. — Strafrechtliche Bestimmungen gegen prostituierte Frauenzimmer.

II. **Die Prostitution als soziales Übel:** Die verschiedene Schichtung der Prostituierten. — Die Negation jeder Kontinuität zwischen Mann und Weib. — Mangel an Persönlichkeit und sittlicher Defekt. — Das aggressive Element und die Lügenhaftigkeit im Charakter der Prostituierten. — Die wachsende Verbreitung des Übels mit dem Fortschreiten der Zivilisation.

III. **Die Kausalität der Prostitution:** Dem gesteigerten weiblichen Geschlechtstriebe und sexuellen Variationsbedürfen entspringende Motive. — Veranlagung zum Dirnentum. — Die materielle Not als treibender Motor. — Nationalökonomische Begründung in der Berufsbeschäftigung des Weibes und Gelegenheitsursachen. — Alkoholgenuß als Förderer. — Verlassene Frauenzimmer der Prostitution verfallen. — Behinderung der Verheiratung durch äußere Verhältnisse. — Freie Liebe als Übergangsstadium der Prostitution. — Altruistische Motive.

IV. **Das „Verhältnis" der jungen Leute:** Die zeitlich eingeschränkte geschlechtliche Verbindung eines jungen Menschenpaares. — Die Befriedigung des seelischen Empfindens und leiblichen Bedürfens des Geschlechtstriebes außerhalb des Bandes der Ehe. — Die Pariser Grisette und das Wiener süße Mädel. — Das Probeheiraten auf dem Lande.

V. **Mätresse und Konkubine:** Die Mätresse auf der obersten Rangstufe der Prostitution. — Trägheit, Eitelkeit und Genußsucht als Motiv; hohe Ansprüche auf Geld, gesellschaftliche Stellung und Einfluß als Attribute. — Die Mätressenwirtschaft im Altertume, am Hofe der Könige von Frankreich sowie deutscher Fürsten im achtzehnten Jahrhundert, und in der Gegenwart. — Das Kontingent der Schauspielerinnen und Sängerinnen zu den Kurtisanen. — Der bürgerliche Konkubinat. — Die Halbjungfrauen.

Kolibri 360 GmbH
Ferdinand-Jühlke-Straße 7
99095 Erfurt, Deutschland
produktsicherheit@kolibri360.de